全国医药卫生类院校精品教材

U0747837

言语治疗技术

YANYU ZHILIAO JISHU

主 编 肖品圆 吴肖洁

副主编 高 宁 王 贞

编 者（排名不分先后）

马俊丽 何 怡 李嘉城

姚宇琴 谢翰宸

中南大学出版社
www.csupress.com.cn
·长沙·

图书在版编目（CIP）数据

言语治疗技术 / 肖品圆，吴肖洁主编. — 长沙：
中南大学出版社，2019.8
　　全国医药卫生类院校精品教材
　　ISBN 978-7-5487-3717-9

　　Ⅰ.①言… Ⅱ.①肖… ②吴… Ⅲ.①言语障碍—治
疗—医学院校—教材 Ⅳ.① R767.92

　　中国版本图书馆 CIP 数据核字（2019）第 173878 号

言语治疗技术

肖品圆　吴肖洁　主编

□责任编辑　谢新元
□责任印制　易红卫
□出版发行　中南大学出版社
　　　　　　社址：长沙市麓山南路　　　　　邮编：410083
　　　　　　发行科电话：0731-88876770　　传真：0731-88710482
□印　　装　定州启航印刷有限公司

□开　　本　787×1092　1/16　□印张9　□字数206千字
□版　　次　2019年8月第1版　□2019年8月第1次印刷
□书　　号　ISBN 978-7-5487-3717-9
□定　　价　35.00元

前言

　　康复医学的发展已基本成熟，随着现代化科学的进步与发展，康复各类治疗项目日新月异。言语治疗技术作为现代康复医学中的一个重要组成部分也在不断地发展。

　　康复医学始于20世纪初，战争催化了它的成长，在第一次世界大战中，发现了大量脑损伤的年轻军人急需抢救治疗，经救治后遗留许多功能障碍，一些从事神经医学及物理医学的医生开始对患者的言语障碍进行治疗。第二次世界大战期间及战后发现了大量的失语症患者，以欧美为主的医学家对受伤后引发的言语障碍进行了研究与治疗。到20世纪60年代后期各国相继成立了有规模性的康复医学中心，加快了康复医学发展的步伐。言语治疗学作为沟通及表达日常生活的重要组成部分，也获得了快速发展。相继与发达国家成立了言语治疗的研究机构和专科治疗人员，为言语治疗奠定了基础。

　　我国康复医学始于20世纪70年代，80年代末期在吸纳、总结、研究西方言语治疗的基础上，开始了言语障碍的治疗工作。同时也将现代化医学的众多检查项目、理疗项目汇集在言语治疗方面，使我国的言语治疗得到了较快的发展。

　　本书从言语的产生与传递到言语障碍和言语障碍的原理及儿童言语产生的原理和治疗途径出发，由浅入深，再到失语症、构音障碍、语言发育迟缓、听力障碍、腭裂、口吃、吞咽障碍，突显出言语治疗的基础性和广泛性，更加注重操作的实用性。从言语障碍的基本概念，到产生言语障碍的机制和症状表现、定位、定性及综合评定、治疗原则、治疗目的和具体方法，包括：现代化康复手法应用，辅具的介入、物理因子治疗及传统医学的治疗手段。注重实施，突显以下几个特点：

　　1. 现代言语治疗：实用、无痛、见效快。早期应用替代疗法，讲求心理与言语治疗一起实施。

　　2. 广泛应用各种治疗方法：在基础评定后制定相应个体化原则、手法、理疗，传统医学共同应用，以达到完美结合的目的。

　　3. 由浅入深：从基础理论、临床医学、康复医学项融合的方法，掌握相关学科的基础知识。

　　4. 学好言语治疗学必须要下大功夫，以提高日常生活能力为根本目标。注重理论联系实际，增加实际操作能力。

5. 言语治疗是康复医学的重要组成部分，要熟练地掌握相应的治疗能力，认真克服言语功能障碍，以达到最终的治疗目的。

本教材邀请参编的老师均是医学院校一线教师及医院临床工作人员。其中马俊丽老师负责项目二任务二、任务三，项目四任务一，项目五任务二的编写；王贞老师负责项目八的编写；何怡老师负责项目七的编写；李嘉城老师负责项目一的任务二、任务三，项目三任务一、任务二，项目五任务一的编写；高宁老师负责项目一的任务一、任务二，项目二任务一，项目三任务一，项目四任务二，项目五任务三的编写；姚宇琴老师、谢翰宸老师负责审稿等工作，肖品圆老师、吴肖洁老师负责统稿。在此向百忙中抽出时间编写的各位临床老师表示衷心感谢。编者企望本教材能符合言语治疗学课程的要求。尽管编委有丰富的教学和临床工作经验，本书中难免有不尽人意的地方，不当与错误之处在所难免，恳请各位同仁及广大师生多提宝贵的意见和建议，以便再版时修订和完善。

肖品圆　高宁

目录

项目一
言语治疗学 ————————————————————

学习目标

1. 掌握言语治疗、言语障碍的概念；言语治疗的原则、途径、要求和注意事项。

2. 熟悉言语发育过程；语言的产生、传导和处理过程；言语交流过程的神经机制。

3. 了解言语和语言的区别。

言语治疗学是康复医学的组成部分，是对各种言语障碍、语言障碍和交往障碍进行评定、诊断、治疗和研究的一门学科。其内容就是针对各种言语障碍的成人和儿童进行治疗或矫治。言语障碍包括失语症、构音障碍、语言发音迟缓、口吃、听力障碍等，从事言语治疗工作的人员称为言语治疗师或语言治疗师。

■ 任务一　言语治疗的基本概念

案例导入 ◆ —————————————————————

小王从卫生职业院校康复治疗技术专业毕业后在某医院康复科从事康复工作，上班第一天报到时，康复科张主任将其安排在言语治疗组，今后专门从事言语障碍和语言障碍的康复治疗。小王开始思索和规划自己今后的职业生涯……

思　考 ————————————————————————————

什么是言语治疗？

言语治疗技术的兴起在现代发达国家已经有半个多世纪的历史，美国大多数关于语言治疗的起源描写都集中在组织的成立，他们认为言语治疗起源于19世纪初，那时在言语障碍和言语矫治领域工作的专业人员成立了他们自己的组织。在我国，随着现代康复医学的发展和人类疾病谱的改变，脑血管意外、颅脑外伤等中枢神经损伤性疾病的发病率和致残率不断上升，加之人口老龄化等因素，需要言语障碍和语言障碍治疗的患者不断增加，同时也需要大量从事言语治疗的康复专业人员。因此，为了提高或恢复言语障碍和语言障碍患者的交流能力，实现减轻痛苦、重返家庭和社会的康复目标，在康复治疗技术专业人才的培养过程中，重点开展言语治疗和语言治疗的教学尤为重要。

言语和语言，是言语治疗学习中需要解释的两个概念。一是言语（speech），即说话，是构音器官的机械运动，音声语言（口语）形成的机械过程，是由神经、肌肉组织参与的。言语障碍是指言语发音困难、嗓音产生困难、气流中断或言语韵律出现困难。代表性言语障碍为构音，包括因脑卒中、脑外伤、脑瘫、帕金森病等所致的运动性构音障碍，以及因构音器官形态、结构异常所致的器质性构音障碍，如腭裂。单纯的言语障碍只涉及口语，其他模式是正常的。二是语言（language），是人类社会中约定俗成的进行交流的符号系统。包括口头、文字及姿势符号（如手势、面部表情、手语等），也包括对符号的运用和接受的能力。语言障碍是指口语、非口语交流的过程中符号的运用和接受出现障碍。代表性语言障碍为脑卒中、脑外伤所致的失语症和大脑功能发育不全所致的语言发育迟缓。语言障碍常涉及多种语言模式，影响语言在大脑的加工和产生，因此，其对人们的日常生活和工作影响很大。

言语和语言的区分主要是为了言语治疗师能够正确理解言语障碍和语言障碍，并准确地制定康复治疗计划。为简化用词，本教材中用"言语"代表"语言"和"言语"。

阿尔茨海默病老人
言语障碍认知障碍

言语治疗发展的另一个标志是言语治疗师的数量和教育水平，目前国际上言语治疗师（发达国家现在的正式名称是言语－语言病理学家SLP，speech-language pathologist）的需求量标准，北美国家是总人口与言语－语言治疗师的比例为（5000:1）每10万人口中20名，美国言语听力协会（ASHA）现有会员135 000人，国家资格认证的言语－语言病理学家有10万余人，其中近2 000人具有言语－语言病理学家和听力学家国家资格认证，但仍面临不足。按国际上此标准推算，中国大约需要言语治疗师26万名，可是目前中国培训的能进行大脑和神经损伤所致的语言障碍的言语治疗师大约2 000名，包括全国的聋儿语训教师，总计大约只有7 000余名，在水平上和数量上远远不能适应大量语言障碍患者的需求。

现在美国有300多所大学中设有语言病理专业本科教育，其中200多所大学设有语言病理学硕士和博士研究生教育。而我国内地只有14所本科院校有言语听觉专业，其中两所具有本硕博培养能力。中国香港已由20世纪80年代大专教育过渡到现在的研究生水平教育，为社会培养言语治疗和研究人才。

中国言语治疗建立于20世纪80年代中期，国内的一些医生到国外学习进修并将言

语治疗的研究成果和专业知识引进国内，并结合国内的语言特点和文化习惯编制了各种语言障碍的评价方法，开始对失语症、构音障碍、语言发育迟缓、口吃、自闭症、聋儿等语言和交流障碍进行治疗和训练，以及在全国范围内开展了聋儿语言训练，并且将国外的方法与中国传统医学相结合积累了丰富的经验，近几年来还开展了吞咽障碍的评价和治疗。在教育方面自20世纪90年代开始通过短期培训的方式培训言语治疗专业人员。但总体发展与发达国家的相比仍存在很大差距。

【案例分析】

言语治疗是使用各种语言障碍的评价方法，对失语症、构音障碍、语言发育迟缓、口吃、自闭症、聋儿等语言和交流障碍进行治疗和训练，提高或恢复言语障碍和语言障碍患者的交流能力，实现减轻患者痛苦、重返家庭和社会的康复目标。

■ 任务二 言语交流的医学基础

案例导入 ◆

李某，65岁，脑卒中后出现肢体和语言障碍。肢体和语言看似极为不同的两种功能，为什么会在脑卒中后一起出现，这究竟是由什么来控制的？

思 考

大脑控制言语的区域是哪里？

一、言语交流的解剖与生理基础

（一）大脑的功能侧化

人的大脑左半球主要负责语言，而右半球不仅支配着对非语言声音及音乐旋律的感知，而且支配着视觉和空间能力。认知功能和感知功能位于大脑的某一半球上被称为侧化。但是在结构和功能上却存在一定差异，这种差异在神经科学中被称作大脑结构和功能的侧化和功能不对称。

人类在长期劳动和使用工具中，日常必需的活动常习惯用一只手来进行。于是就有了人手的优势——"利手"的概念。世上大约有90%以上的人是用右手执行高度技巧性劳动操作，称之为"右利手"。研究发现右利手人中绝大部分的语言优势半球是在左侧。

左半球管理右手活动，所以长时期来"利手"被视为语言优势在哪一侧半球的外部标志。在处理语言时，95%的右利手者及70%左利手者的左半脑的神经电化学活动比右半脑多，其他30%左利手者中，有15%的人其右半脑掌控语言的处理能力，另外15%的人则是由左右半脑共同控制。由于右半球分管语调和韵律，当右侧半球损伤时，患者表现为语调和音调平淡，感情色彩减弱或消失。sperry进行的裂脑人研究提示，虽然右半球与左半球相比较在说和写的能力上有限，但有一定的文字理解能力。1865年Broca发表了著名的论文《我们用大脑左半球说话》，首次科学地论证了语言与脑解剖的关系；1874年，Wernicke发现了感觉性失语，这种失语症与左侧大脑皮质的颞上回后部受损有关。Broca和Wernicke的发现具有划时代的意义，产生了言语定位学派，认为每一种语言行为模式都可以被定位于特定的脑区，不同大脑部位的病变是产生不同病理的主要原因。从他们的研究发现开始形成了优势半球的概念，即具有语言功能的左侧半球为优势半球。随着对两半球功能认识的水平和深度的提高，优势半球的概念逐渐被大脑半球功能一侧化和功能分工的概念取代。现在认为，两侧大脑半球各有自己的优势功能（表1-1），人类的一切正常心理活动，都是在大脑两半球功能相对侧化的基础上，通过两半球之间的协同作用实现的，也就是说大脑两半球虽然存在着功能上的分工，但是大脑始终是作为一个整体而工作的。

表1-1　左右大脑的优势能力

功能	左半球	右半球
听觉	语言、声音	环境声音及音乐
语言	听、说、读、写	10岁前有发展语言潜能
视觉	字义及单词识别	复杂图形及面部特征
运动功能	复杂随意运动	运动模式的视空间组织
计算能力和空间辨别	数学能力	几何学、方向感和想象力

（二）语言中枢主要依赖于优势半球颞上回后部来完成

颞上回后部相当于Brodmann 40区以及部分邻近的22区，称为Wernicke区。Wernicke区储存言语的声音序列的记忆，负责词汇语音的识别。Wernicke区损伤或该区的传入通路（初级听觉皮质的听觉信息向Wernicke区传入的通路）的破坏会导致患者识别听觉词汇的障碍，在大脑皮质的定位从Broca证明脑与语言的联系以后，产生了言语定位学派，认为每一种语言行为模式都可以被定位于特定的脑区，不同大脑部位的病变是产生不同语言障碍的基础（图1-1）。

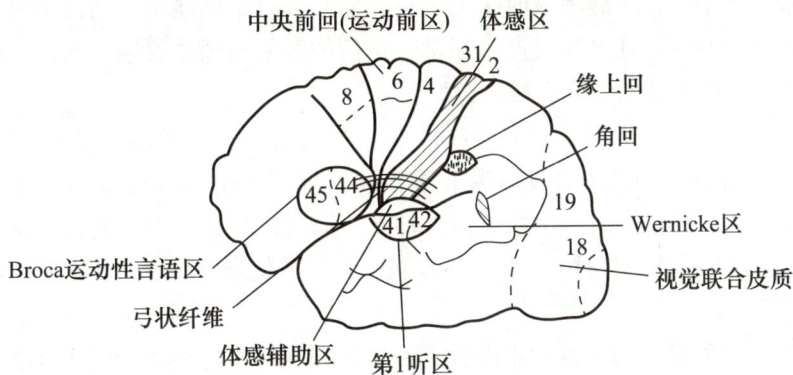

图1-1　言语功能区

二、言语产生的机制

（一）大脑的控制和调节产生言语的方式

言语起始于大脑的皮质。说话的思维（说话的意愿或反应过程）会引起神经冲动，而且冲动会迅速地传递到声带、喉的软骨和肌肉等构音器官，它们或是呼吸或是进食的器官。这些神经冲动可能会同时传递给所有的肌肉或某些肌肉，由可动结构（包括下颌骨、舌、唇和软腭）与不动结构（包括上齿、硬腭和咽后壁）共同组成一组可变的共振腔，共同参与构音运动，在声带发声的同时发音器官产生有具体意思的语音。另外，在发声和构音时，肺和胸、腹部的肌肉以及非肌肉组织组成的呼吸系统，发声时先吸入空气，然后将声带内收和拉紧，并根据发出声音的需要，呼出气息，形成发声的动力。存在于相关关节、肌腱、肌肉的特殊感受器会将言语活动的信息不断传回到大脑，在这些信息中，有些是有意识的，有些是无意识的。因此，如果没有神经调节中反馈、听觉、知觉，就不能完成语言活动。

（二）发声过程

发声是指喉的发声，包括从肺产生呼气流的过程和在声门（左右声带间隙）将呼气流转变成间断气流并生成声波的过程。

1.呼吸运动　呼吸运动由肺、支气管、气管、胸廓、横膈和辅助横膈运动的腹肌肌群组成。呼吸过程中，胸廓通过扩大和缩小改变肺的容积。吸气时，肋骨上提，胸廓向侧方和前方扩大，此运动由吸气肌进行，呼气时，扩大的胸廓由于吸气肌的松弛而自然缩小，此时也有呼气肌的参与，形成发声的动力。横膈在收缩时下降，胸腔向下方扩展进行吸气，横膈松弛时向上，胸腔向上方缩小促进呼气。

2.喉　喉位于食管与气管的分界处，作用是可以防止食物进入气管。由甲状软骨和环状软骨组成环甲关节。披裂软骨外展则左右软骨分离，若内收则左右软骨接近，由此引起两侧声带的外展而声门开大，内收时声门关闭。参与此关节运动的肌肉是喉内肌和喉外部的喉外肌。舌骨上肌群通过舌骨把喉向上牵拉，下肌群向下牵拉，包括咽肌在内，参与构音器官的运动和吞咽运动。发声时声带内收，声门闭锁。假声带不能使喉闭锁。

发声时声带呈正中位，平静呼吸时呈正中位，深吸气时呈外展位，当发声时声带可以保持适当紧张度和厚度，通过呼气产生振动，声门的开闭与振动周期一致，使呼气流呈断续状态，通过声门断续的气流形成声源。

若发的声是浊音，喉处于发声准备状态，声带持续震动。发清音时一般情况下声门打开，声带停止振动。声音的高度由喉来调节，当声带变薄而且紧张度增高时，频率增加，声音的高度增加。发真声时环甲肌使声带伸展，同时声带肌使声带紧张，这两者的运动使声音的高度增加。发假声时，主要是环甲肌进行调节使声带变厚，而且松弛，频率降低，声音的高度下降。

3. 音调　由可动结构（包括下颌骨、舌、唇和软腭）与不动结构（包括上齿、硬腭和咽后壁）共同组成一组可变的共振腔，共同参与构音运动；说话时这些调音器官彼此协同运动，产生各种言语声。

（1）舌：舌通过舌外肌和舌内肌的运动产生舌体上下、前后移动和舌尖的上举、下降等构音运动。

（2）下颌骨：下颌骨通过下颌关节的运动产生张口、闭口动作的构音运动，其主动肌为咀嚼肌和舌骨肌。

（3）唇：唇通过颜面肌的运动产生双唇的开闭和突唇的构音运动。

（4）软腭：位于上腭的后 1/3，通过腭帆提肌、腭舌肌和腭咽肌、腭帆张肌分别产生向上、向下和紧张性运动。

（三）言语发育过程

正常婴儿出生后 3～4 个月发出的"呀""啊"，所谓咿呀学语声，有时能发出笑声，这是言语的萌芽期，还不能说是真正的言语；6 个月左右可发出"爸""妈"的唇音，但还不能理解爸、妈的含义；9 个月左右已对言语发生兴趣，模仿成人发音，唇、舌运动及发出的声音逐渐协调起来，开始懂得手势"要"和"再见"的含义。

真正对词的理解始于 1 岁左右，1～1.5 岁是言语迅速发育时期。能说出物品的名称，理解简单的词的含义，分辨成人说话的语调，分得出生气和温柔。

对于言语发育，2～3 岁是关键时期。2 岁时能发所有单元音，能经常使用以"d""t""m""n""h"辅音为首的语音；3 岁时可使用以"b""p""g""k""x""j""q""f"辅音为首的语音。掌握的词汇开始迅速增加，不仅能重复大人所讲的话，而且完全理解话的意义，并会用简单的句子表达自己的思想，初步具备了使用言语的能力。如果儿童满 3 岁时没有一定的口语表达能力，应及时寻找言语发育障碍的因素，了解儿童言语发育过程。

2 个月：可发出几个单元音（a、i、o 等），能发出哭声等生理性喊声。

4 个月：会笑；能咿呀作语；主动对人和玩具发出咕噜声，能发出低沉连续的非生理性喊声（cooing）。

6 个月：喜欢对熟悉的人发音；能发出含辅音成分喃语（da、ba 等）或双元音；会模仿砸舌音，叫名字开始有反应。

8个月：能发出重复音节"mama""baba""dada"等。

10个月：能咿呀学语，对成人的要求有反应；会招手表示"再见"，或拍手表示欢迎。

12个月：能听懂几样物品的名称；能发出称为始语的有意义的声音，有意识地叫"爸爸""妈妈"；会学动物的叫声（"汪汪"等）。

15个月：能说出大约6个词；会指认自己或亲人的耳朵、鼻子等身体部位；开始出现难懂的话。

18个月：能说出50～100个左右的词；用言语辅以手势、表情表达需要。

21个月：能说出两三字的词组，会说"不要""我的"；能正确地说出几个书中图画的名称。

2岁：能说3～4个字组成的简单句，会用代词"我""你"。

2岁半：会说6～8个字的复合句，不再说出难懂的话，能说短的歌谣。

3岁：会说姓名、性别，知道2～3种颜色的名称，能回答成人的简单问题。

4岁：能说出较多的形容词和副词，喜欢向成人提问。

5岁：会用一些词类，知道生日。

6岁：说话流利，句法正确，开始出现含有前置词、助词等的多词词组。

（四）声音的传导

声音传导要经耳郭、中耳、内耳水平传导以及脑听觉中枢传导通路四个过程（图1-2）。

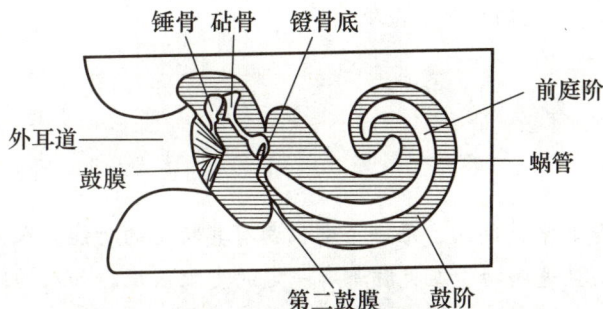

图1-2 声音传导通路

1. 耳 耳的结构包括外耳、中耳和内耳。外耳包括耳郭和外耳道；中耳包括鼓膜、鼓室和听小骨；内耳包括半规管、前庭和耳蜗。声波的振动被耳郭收集，通过外耳道达鼓膜，引起鼓膜和听骨链的机械振动，后者之镫骨足板的振动通过前庭窗而传入内耳外淋巴。这种途径称空气传导（air conduction），简称气导。此外，鼓室内的空气也可先经圆窗膜振动而产生内耳淋巴压力变化，引起基底膜发生振动。这条径路在正常人是次要的，仅在正常气导的经前庭窗路径发生障碍或中断，如鼓膜大穿孔、听骨链中断或固定时才发生作用。耳郭的形状有利于声波能量的聚集、收集声音，还可以判断声源的位置。外耳的形状能使听力的灵敏度提高。

2. 中耳 位于鼓膜后面，为含气的小腔隙，主要位于颞骨岩部内，包括鼓室、鼓膜、乳突窦和乳突小房。进入耳道的空气声波撞击鼓膜使其运动，锤骨、砧骨、镫骨3块听小骨把这种运动传至内耳。

3. 内耳　位于头颅颞骨内，主要由耳蜗和前庭组成。耳蜗是听觉感受器，将中耳传进来的声音振动转换成生物电，通过听神经将信息传送到脑。

4. 听觉中枢　位于颞上回中部及颞横回听神经传递的信息被耳蜗神经核的神经元接受并转换，由外侧丘系传递到脑干的下丘核团，经丘脑的内侧膝状体换元后投射到大脑皮质听区。听皮质包括一个按音调组织排列的初级区和几个周围区，这些区域均接受一个或多个内侧膝状体分区的输入。

（五）言语的处理过程

言语的处理过程是由大脑皮质完成的一系列言语器官或组织的协调运动过程，包括：语言的理解→内容的整合→信息的传递→发声构音器官的协调运动等。各种先天性和后天性因素均会影响言语处理过程，如先天性脑组织发育不全、脑梗死或颅脑外伤、言语发育完成之前发生的听力障碍等。

【知识链接】◆

研究表明，儿童在10岁前，两侧大脑半球都有发展语言功能的潜能，由于生理结构的特点，语言中枢在发育过程中逐渐转向左半球；此期间如果儿童的左侧大脑受到损伤，右半球可以替代左半球主司语言功能，损伤时年龄越小，右半球的代偿作用就越大，语言功能恢复的可能也最大。

【案例分析】

人大脑的分工是非常精细的，每一个部位都有其特定的功能。人体的所有功能都是由大脑来支配的，而且这些功能在大脑都有一定的支配区域。如人的跑、跳等都是由运动中枢来支配的；冷热、疼痛等是由感觉中枢来支配的；语言功能也有中枢进行支配，是由几个中枢区来进行支配的，比如听话是由语言感觉中枢来支配的，说话是由语言表达中枢来支配的，写字是由书写中枢来支配的等。由于这些中枢分布在脑内，中风患者的大脑受到了损害，有可能损害这些不同的语言中枢。

■ 任务三　言语交流过程的神经机制

案例导入 ◆

　　刘某，60岁，脑卒中后产生语言障碍，至今不会说话，但是别人说什么他都听得懂，就是表达不出来，什么样的神经损伤机制导致这样的结果？

　　思　考 ⋯⋯⋯⋯⋯⋯⋯⋯⋯⋯⋯⋯⋯⋯⋯⋯⋯⋯⋯⋯⋯⋯⋯⋯⋯⋯⋯⋯

　　造成这个后果的原因是什么？

一、言语产生的神经机制

　　言语产生主要由优势半球额下回后部来完成。额下回后部相当于 Brodmann 分区的第44、45区，称为 Broca 区。Broca 区储存了发音必需的有关肌肉运动程序或顺序的记忆，包括控制舌、口唇、下颌以及声带等发音器官的肌肉运动程序。这种运动程序必须有序、协调地传向初级运动皮质的口面部对应区，从而发放下行冲动，通过外周神经支配发音器官的协调运动，完成言语产生过程。Broca 区的损害会破坏这种快速、有序、协调的发音运动，出现发音困难、发音错误（即语音性错语，如把"电灯"说成"电……当"）等言语障碍。

　　若脑损害仅导致患者出现口语障碍，而听理解、读写、智力等正常，则称为纯词哑或称言语失用，即无法产生快速、有序、协调的发音运动导致的单纯性言语障碍。Broca 失语还表现为语法功能受损或缺失，表达方面的语法功能异常。Broca 失语患者能够说出的词汇大都是有意义的实词，如名词、动词、形容词（如茶杯、上学、高兴），却很难说出具有语法功能的介词、代词等虚词（如在、这、一些、比、大约）。这种特征性异常言语表达现象被称为"电报式言语"。

二、言语理解的神经机制

　　言语理解主要依赖于优势半球颞上回后部来完成。颞上回后部相当于 Brodmann 40区以及部分邻近的22区，称为 Wernicke 区。Wernicke 区储存言语的声音序列的记忆，负责词汇语音的识别。Wernicke 区损伤或该区的传入通路（初级听觉皮质的听觉信息向 Wernicke 区传入的通路）的破坏会导致患者识别听觉词汇的障碍，即不能正确识别言语的内容和意义。其言语特点是：表达流利、不费力、语调正常、有功能词的使用，语法结构基本正常，但言语理解非常差；说的几乎都是无意义的话，多由错语或新语（即自己造的词，如把"报纸"说成"杯七""铅笔"说成"磨小"）组成；严重时说的话就像杂乱语或语音的拼凑，如被问及"你叫什么名字？"Wernicke 失语患者会回答"今天复几没四呀哦……"

　　优势半球颞、顶叶分水岭区受损，患者会出现经皮质感觉性失语。该类患者由于语音表征和语义区的连接破坏，患者听不懂别人的话，但语音识别正常（Wernicke 区保留）、复述正常（Wernicke 区和 Broca 区连接没有受损），对复述的内容同样无法理解（语音、语义连接中断）。因此，患者言语特点是：言语流畅，但也是没有意义的，类似 Wernicke 失语。经皮质感觉性失语患者会不自主地重复别人说的话，即有"学语"或模仿言语现象，例如，当问及患者"你今年多大年龄了？"患者会不自主地说"你今年多大年龄了？"有时还有言语的补完现象，如听到"白日依山尽"，可能会不自主地接着说"黄河入海流"，如听到说"1、2、3"，患者会说"4、5、6……"这说明语音识别到语音输出通路是保留的，但语音表征无法通达语义。因此，经皮质感觉性失语可以看成没有复述障碍的 Wernicke 失语，而 Wernicke 失语可以看成是纯词聋和经皮质感觉性失语的组合。

三、言语复述的神经机制

复述，即重复别人的话，正确的复述要求几个脑区的功能均正常。一是言语词汇识别的脑区，如 Wernicke 区（要听明白复述的内容）；二是言语产生的脑区，如 Broca 区（要能说出来）；三是这两个脑区之间的连接"桥梁"，如弓状束。Broca 失语和 Wernicke 失语分别损伤了言语产生和言语识别的脑区，故复述功能受损。言语产生和言语识别脑区之间的连接，即弓状束损伤同样可以导致复述障碍，即不能把 Wernicke 区听到的信息传向前方 Broca 区直接说出来，出现传导性失语。该类患者言语较正确流利，也有比较好的理解能力，但复述功能显著受损。有时患者复述单词时会出现语义错语，即用语义相近或相关的词代替，如把"茶杯"复述为"喝水"。

经皮质运动性失语、经皮质感觉性失语及经皮质混合性失语均为分水岭区损伤，复述必需的 Broca 区、Wernicke 区、弓状束均未受损，故复述功能正常，被称为分水岭区失语。Broca 失语、Wernicke 失语和传导性失语是外侧裂（薛氏裂）周围区的损伤所致，三者也被称为外侧裂周围性失语，均有复述障碍。

四、词汇提取的神经机制

失语症均有不同程度的命名困难，这与词的提取障碍有关，即找词困难。有一种类型的失语以命名障碍为主，患者言语表达流利、合乎语法，内容有意义，理解正常，也没有复述障碍，这种失语是命名性失语。该类患者因找不到合适的词进行表达而常有停顿和迂回现象，如让患者命名"橘子"，患者想不出名字，会迂回地说"就是……可以吃的，酸甜的"。词提取困难除表现在命名物体之外，言语表达、书写等交流时均会出现。这种对词的遗忘在某些提示帮助下可以回想起来。

【知识链接】◆

命名性失语与不同语言区损伤有关，尤其与左颞叶关系最密切。多发生在左后颞叶基底部或左颞中回损伤，估计与损伤阻断了感觉性语言区和负责学习记忆的海马区的连接有关。不同脑区的损伤对词遗忘的属性可能不同，如额叶 Broca 区周围损伤可引起动词的提取困难，而左颞叶损伤与名词的提取障碍关系密切。

【案例分析】

由于语言的运动中枢受到了损伤，可以对患者进行语言运动中枢的训练，如认图，从易到难、循序渐进地进行训练。言语产生主要由优势半球额下回后部来完成。额下回后部相当于 Brodmann 分区的第 44、45 区，称为 Broca 区。Broca 区储存了发音必需的有关肌肉运动程序或顺序的记忆，包括控制舌、口唇、下颌以及声带等发音器官的肌肉运动程序。这种运动程序必须有序、协调地传向初级运动皮质的口面部对应区，从而发放下行冲动，通过外周神经支配发音器官的协调运动，完成言语产生过程。若脑损害仅导致患者出现口语障碍，而听理解、读写、智力等正常，则称为纯词哑或称言语失用，即无法产生快速、有序、协调的发音运动导致的单纯性言语障碍。Broca 失语还表现为语法功能受损或缺失，表达方面的语法功能异常。

任务四　言语障碍的治疗

案例导入 ◆

刘某，女，63岁，脑卒中后产生言语障碍，能说出杯子的作用，是装水用来喝的，但是就是叫不出杯子的名称，对其他物品也是这样，能说出其作用，但不能命名。康复科医生建议刘某进行言语障碍的治疗，言语障碍的治疗应遵循怎样的原则。

思　考

怎样进行言语障碍的治疗？

一、言语治疗的原则

言语治疗就是交流能力的获得或再获得。就是治疗师给予患者刺激，使患者做出正向反应，错误的反应要加以更正（纠错的过程），直至定型反应，达到目标效应。否则就要降级、修正、重新刺激启动简化模式语言。

（一）个体化原则

首先要对患者语言障碍的不同症状进行正确的康复评定和分类，要遵循言语形成规律，重建言语。了解语言障碍的病因和程度，在此基础上，针对语言障碍的不同表现，设定能使之改善的训练内容。若评价结果不正确，就会给患者设定出不适应的训练。

（二）治疗由易到难

言语的康复治疗应从易到难、由浅入深，患者要先能听懂，才能会说，形成听觉，对语言产生了概念。这种概念在脑中经过联想思维形成语言符号，并由言语来表达思维和意愿。言语首先是发音，主要是音素和音节的表达；其次是词，它包括了声音语言和词内容的表达和理解；再次是语法结构，由简单的语句逐渐形成复杂的语句。从简单的发音，经历幼儿语到成人语，肢体语言、文字语言及图片认知等替代疗法都是康复过程中不可缺少的伴行能力。功能损害到哪，就从哪开始训练，要逐步进行、反复纠错，才可达到目标效应。

二、言语的治疗途径

言语障碍患者的治疗途径，包括训练程序的制定与指导、辅助具的使用、手法介入、代偿方式的应用等。

（一）训练程序的制定与指导

明确了训练课题后，还要制定训练程序，也就是把训练课题分解成数个小步骤，训练程序制定正确与否会明显影响训练效果，因此要必须加以注意。训练程序制定的相关因素是言语治疗的核心。训练包括听觉的应用、言语理解和口语表达的促进、构音功能的恢复或改善、语音清晰度的提高等；指导包括对患者本人及其亲属的指导。

（二）手法介入

手法介入适用于运动性构音障碍、重度神经性吞咽障碍患者，对这些言语障碍患者可以利用现代康复手法的同时，应用传统医学的手法，如针灸、按摩和协助患者言语运动等方法，帮助改善言语有关的运动功能。

（三）使用辅助具

辅助具是指言语治疗师给患者事先准备好的刺激，比如图片、文字或实物等，使用辅助具的目的是为了补偿功能受限。例如治疗师在患者的面前摆上牙刷、手套和眼镜，训练者手中拿着一个小娃娃，治疗师说，"请你给小朋友梳梳头"（刺激），患者拿起木梳放在小朋友的面前做出梳头的动作（反应）。另外，辅助具还有语言治疗机的应用等。

（四）代偿方式

当重度言语障碍患者难以正常交流时，可使用眨眼、手势、交流板、言语交流器等代偿方式交流。

三、言语治疗的要求

言语治疗是一种特殊的工作，为了达到最佳治疗效果，一定要有一个好的治疗环境与条件，才能取得好的治疗效果，言语治疗师应从以下几个方面创造治疗条件。

（一）治疗场所要求

选择合适的治疗场所。应根据患者病情选择合适的治疗场所，如脑血管病急性期、颅脑外伤患者或重症脑瘫在 ICU 的患者，首先要在安静、尽量封闭的空间内进行床边训练，当患者可以借助轮椅活动时，再挪移到言语治疗室中进行治疗。使用面积要求成人治疗室一般在 10 ㎡左右，要能放下语言训练机、一张床、教具柜、轮椅可自由进出；儿童治疗室要尽可能宽敞，因为课桌上难以进行的课题常需在地板上进行。尽量避免外界声音的干扰，分散患者的注意力，有些患者本身就音弱，言语治疗室应该有较好的隔音效果。为了提高言语治疗时患者的注意力，治疗室应尽量避免过多的视觉刺激。因此治疗室应简洁、安静、井然有序，墙壁上不要粘贴多彩的图画，语言训练机应放置明亮处。

（二）治疗形式要求

言语治疗原则上采用一对一治疗，有时需要进行集体治疗。一对一治疗是指根据患者的病程、言语障碍的侧重面、残存言语功能等，制定出个体治疗计划和训练方案。除了进行语言功能训练，还要进行实际语言交流能力训练（CADL）。集体治疗是指将各种类型及不同程度的言语障碍患者集中在一起，以小组的形式进行言语治疗。集体治疗为患者提供了交流的场所，能够改善患者的社会适应性和人际关系，减少心里不安，稳定情绪，提高交流欲望和治愈的信心，从而使他们积极主动地参与和配合治疗。治疗次数可以根据患者和治疗师的人数而定，住院患者治疗一般每日一次，每次 20～60 分钟；幼儿可以是 20 分钟；门诊患者间隔时间可以长一些。治疗和检查尽量安排在上午，这时患者精神比较饱满，注意力较为集中。

（三）言语治疗的注意事项

（1）及早开展治疗。成人言语障碍容易早期发现，发病后应尽早开始言语训练。急性期可以在床上训练，开始时间以原发病稳定、临床主治治疗师许可即可进行；婴幼儿言语障碍的早期发现很重要，只有早期发现，才能早期治疗。

（2）建立信赖关系。治疗师要以耐心、细致的态度服务到位，帮助患者，理解、尊重患者，与患者建立充分的信赖关系，从心理上首先接纳患者，理解患者。

（3）确保交流手段。语言是交流的工具，对于重度言语障碍患者，首先要考虑用手势、笔谈、交流板、肢体语言等交流手段，尽量尽快建立有效的交流。

（4）引导主动训练。言语治疗的效果与训练的时间成正比。因此，治疗师应提前做好充足的准备工作，充分调动患者及其亲属的积极主动性，争取达到最佳疗效。为了让亲属观察到患者治疗的全程，使其加深对患者的理解和掌握言语训练方法，但又避免亲属在场参与训练影响患者的情绪，建议治疗室安装单向玻璃的观察窗口，让亲属能观察到训练的整个过程，而患者看不到亲属。

（5）关注患者状态。言语治疗时，患者常有注意力不集中、观察力降低、心情抑郁或焦虑等情况，治疗师要根据具体情况及时调整患者的状态，使其在治疗期间保持良好的交流和学习态度。

（四）做好心理疏导

确保患者在良好状态下接受治疗，首先要让患者消除顾虑，建立战胜疾病的信心，尊重患者人格。言语治疗时，不管患者的言语及认知等障碍情况如何，治疗师应始终尊重患者人格，确保其心理状态和训练欲望不受影响；开展心理康复，以期实现患者的全面康复，同时要尊重患者的意见；对于涉及患者个人隐私内容，应注意保密。增强患者信心，注意正面引导和鼓励患者，避免否定患者言行。当患者强调自身的错误时，应在淡化其失败感的同时，引导其向克服障碍的方向努力；当患者取得细微进步时，应及时给予鼓励，增强其治疗成功的信心。

（五）要了解患者病情

治疗师不但要了解患者的主要疾病，而且要了解继发病和合并病症，预防意外发生。在治疗前了解病史，预测可能发生的意外；在治疗中发现异常情况，如心肺疾病患者出现心慌心悸、呼吸困难等，要迅速与临床医生联系，及时处理。要特别注意患者有无疲劳表情和其他特殊体征，绝不要勉强训练。

（六）搞好卫生管理

治疗师要经常近距离接触患者身体、唾液和血液，还有使用的工具，所以要注意预防各种传染病。训练前后要洗手，训练中要尽量戴手套；进行吞咽障碍训练时，要戴上一次性手套；训练物品要定期消毒；直接接触患者口腔或皮肤的物品，要尽量使用一次性的，言语治疗室要定时通风、消毒。

（七）家属指导

治疗师要与患者亲属经常沟通，了解患者的训练内容，鼓励患者进行自我训练，要将患者语言障碍检查的情况结果以及将来对日常生活、职业生活所带来的影响向患者的家属及亲友讲清楚，以求得家属及亲友的理解，明白如何对待语言障碍患者的方法，从而促进亲属对患者及其语言症状等方面的了解。根据具体情况也可以治疗时让患者亲属在旁边观察检查、训练的情况，根据亲属看到的语言症状加以说明，使亲属更易理解。患者本人的训练是根据训练程序及每天训练内容，治疗师给患者留的作业，这是一条很好的学习途径。通过作业，可以强化每天训练的内容，还可以使患者看到自己的进步，提高信心。亲属可以通过作业的前后对比看到希望，言语治疗师可以根据作业发现面对面训练时发现不了的问题。另外自习的内容可以扩展开来，设定一些家庭成员可以加入的课题，既达到了训练目的又亲密了家庭关系，既提高了患者的交流能力也使家庭成员对患者更充分理解，进而取得事半功倍的疗效。

【知识链接】◆

让治疗师观察患者亲属与患者间的日常沟通交往，然后就交往的正确与否向亲属反馈，为使患者更好的康复，还应对患者亲属提供具体指导，要求患者本人及患者亲属要定时协助治疗。

【案例分析】

主要应遵循个体化、由易到难的原则。医生、患者亲属、患者本人都应该意识到这是一个长期的过程，要掌握现有的功能，在现有功能的最佳水平上制定一些方案，让患者在最好的水平上不断提高，这样进步的速度才会快，所以相对于治疗而言诊断和评价显得就更为重要。

学习检测

1. 论述言语的产生过程。
2. 简述言语治疗的途径。

项目二
失语症

学习目标

1. 掌握失语症的定义；失语症常见的言语症状；失语症的分类；各类失语症的临床特征及鉴别诊断；失语症的康复评定程序及训练方法；失语症的康复治疗方法。

2. 熟悉各种失语症的病灶及临床表现。

3. 了解失语症的常见病因；失语症常用评定量表；失语症康复治疗机制。

失语症的学习是言语治疗学中最主要的内容，主要包括失语症的类型、诊断与鉴别诊断、常用的评估及训练方法。需掌握失语症的概念、症状、鉴别诊断。通过临床的实践学习，能独立完成失语症的评定，掌握失语症的各种训练方法，尤其是 Schuell 刺激疗法，根据不同患者的情况，制定个体训练计划。

■ 任务一　失语症

案例导入 ◆

　　患者，男，55 岁，突发右侧肢体活动无力并不能言语 1 个月余来就诊，发病以来患者无吞咽困难，CT 检查示"左侧大面积脑梗死"。失语症检查听理解、表达、复述、读理解、朗读、书写完全不能。

思　考

患者可能是哪种语言障碍？主要表现在哪些方面？

一、失语症的定义与病因

（一）失语症的定义

失语症 Benson 的定义有很多种，由于大脑功能受损所引起的已习得的语言功能丧失或受损，这是临床上比较常用的失语症的定义。而且，这种障碍与其他智力水平不一致，除了痴呆、言语错乱、感觉缺失或者运动功能障碍，并且在词汇使用上减少，语法规则能力低下，听觉记铭度降低以及在语言输入和输出通路选择能力上的障碍。根据美国失语症协会定义，失语症是一种因大脑损伤引起的获得性语言障碍，患者主要表现为口语表达、听觉理解和阅读、书写能力损失。

（二）失语症的病因和发生率

失语症常见病因有脑血管病、颅脑外伤、脑肿瘤、脑组织炎症等因素，脑血管病是最常见的病因，包括脑血栓形成、脑栓塞、脑出血、脑血管瘤等。关于脑卒中所致失语症的发病率，国外曾做过一些统计，Brust 曾观察了 850 名急性期患者发现 21% 有失语症，我国的研究资料显示至少 1/3 以上的脑卒中患者可产生各种语言障碍。失语症总的表现为似乎失去语言或语言功能不能发挥的状态，应与以下障碍相鉴别：意识障碍、痴呆、运动性构音障碍及其他高级脑功能障碍等。

二、失语症的语言症状

（一）听觉理解障碍

听觉理解障碍是失语症患者常见的症状，是指患者对口语的理解能力下降或丧失。根据失语症的类型和程度不同而表现出在字词、短句和文章不同水平的理解障碍。

1. 语义理解障碍　在失语症最多见，患者能正确辨认语音，但存在着连续的音义连续的中断以致部分或全部不能理解词意。常见于重症情况下，对日常生活的常用物品名称或简单的问候语也不能理解。中等程度时患者可以理解常用的名词无困难，对不常用的词有困难，或者对名词无困难，但对动词不能理解。轻症患者往往在句子较长、内容和结构复杂时不能完全理解。

2. 语音辨识障碍　临床上偶见的接受障碍，患者听对方讲话时，对所听到的声音不能辨认，给人一种似乎听不见的感觉，患者可能会说听不懂你的话或不断地让对方重复或反问。经纯音听力检查听力正常或仅有语言频率外的高频听力的减弱，可通过简单的音叉检测筛查。典型的情况称为纯词聋。

音叉检测

3. 听觉记忆跨度和句法障碍　听觉记忆跨度是言语听觉痕迹系列的保持能力，患者常常能理解单纯的、简单的单句，但对理解句法和复合句困难。汉语的听觉记忆广度的单位容量为 7±2 字。如为患者下指令"请从这些图片中，指出苹果"，患者可以完成；继续检查，"请指出火车头"患者仍然可以完成，但当检查者指令变为"请从这些图片中，找出苹果和火车头"时，或找出一种或无法完成。

（二）口语表达障碍

1. 发音障碍　失语症的发音障碍与周围神经、肌肉结构损害时的构音障碍不同，发音错误往往多变，这种错误大多由于言语失用所致。重症时仅可以发声，在中度时可见到随意说话和有意表达的分离现象，即刻意表达明显不如随便说出，模仿语言发音不如自发语言且发音错误常不一致，有韵律失调和四声错误。

2. 说话费力　一般常与发音障碍有关，表现为面部表情和身体姿势费力、说话时语言不流畅，患者常伴有叹气的表现。

3. 错语　常见有语音错语、词意错语和新语三种情况。语音错语是音素之间的置换，如将"行么"说成"信佛"；词意错语是词与词之间的置换，如将"桌子"说成"椅子"；新词则是用无意义的词或新创造的词代替说不出的词，如将"铅笔"说成"磨小"。

4. 杂乱语　又称奇特语，在表达时，大量错语混有新词，缺乏实质词，以致说出的话使对方难以理解。

5. 找词困难和命名障碍　找词困难是指患者在谈话过程中，欲说出恰当词时有困难或不能，多见于名词、动语和形容词。在询问中因找词困难常出现停顿现象，甚至表现出重复结尾词、介词或其他功能词。所有患者都有不同程度的找词困难。当面对实物或图片时，不能说出物品或图片名称时称命名障碍。

6. 刻板语言　常见于重症患者，可以是刻板单音，如"嘟""嘟""嗯……嗯"，也可以是单词如"妈妈""妈地""人啊"，这类患者仅限于刻板语言。即任何回答都以刻板语言回答。有时会出现无意义的声音。

7. 模仿语言　一种强制的复述检查者的话，称模仿语言，如检查者询问患者"你多大岁数了"，患者重复"你多大岁数了"。多数有模仿语言的患者还有语言的补完现象，例如：检查者说"1，2"患者可接下去数数，检查者说："锄禾日当午"，患者接下去说："汗滴禾下土"。有时补完现象只是自动反应，实际患者并不一定了解内容。

8. 语法障碍　表现为失语法和语法错乱。①失语法是指表达时多是名词和动词的罗列，缺乏语法结构，不能很完整的表达意思，类似电报文体，称电报式语言。②语法错乱是指句子中的实意词、虚词等存在，但用词错误，结构及关系紊乱。

9. 语言的流畅性与非流畅性　一般根据患者谈话的特点将失语的口语分为流利性和非流利性。Benson 的语言流畅性与非流畅性改变。

10. 复述　在要求患者重复检查者说的词句时，有复述障碍者，不能准确复述检查者说出的内容，如完全性失语患者，几乎完全不能复述。Broca 失语患者表现为较长语句不能准确复述。有些类型失语症可以较好地复述，如经皮质性运动性失语，经皮质感觉性失语等。

（三）阅读障碍

因大脑病变致阅读能力受损称失读症。阅读包括朗读和文字的理解，这两种可以出现分离现象。

1. **形、音、义失读** 患者既不能正确朗读文字，也不理解文字的意义，表现为词与图的匹配错误，或完全不能用词与图或实物匹对。

2. **形、音失读** 表现为不能正确朗读的文字，但却理解其意义，可以按字词与图或实物配对。

3. **形、义失读** 能正确朗读，却不理解文字的意义。失读患者对文字的阅读理解也表现在语句的层级上，能正确朗读文字，文字与图匹配也正确，但组成句后不理解。

（四）书写障碍

书写不仅涉及语言本身，而且还有视觉、听觉、运动觉、视空间功能和运动参与其中，所以在分析书写障碍时，要判断书写障碍是否是失语性质，检查项目包括自发性书写、列名书写、看图书写、写句、描述书写、听写和抄写。失语症的书写常见于以下几种表现（图2-1）：

1. **书写不能** 完全性书写障碍，可简单画一划或两划，构不成字形。

2. **构字障碍** 写出的字看起来像改字，但有笔画增添或减少，或者写出字的笔画全错。

3. **镜像书写** 见于右侧偏瘫用左手写字者，即笔画正确，但方向相反，可见写出的字与镜中所见相同。

4. **书写过多** 类似口语表达中的语言过多，书写中混杂一些无关字、词或造句。

5. **惰性书写** 写出一字词后，让其写其他词时，仍不停地写前面的字词，与口语的语言保持现象相似。

6. **象形书写** 不能写字，以图表示。

7. **错误语法** 书写句子出现语法错误，常与口语中的语法障碍相同。

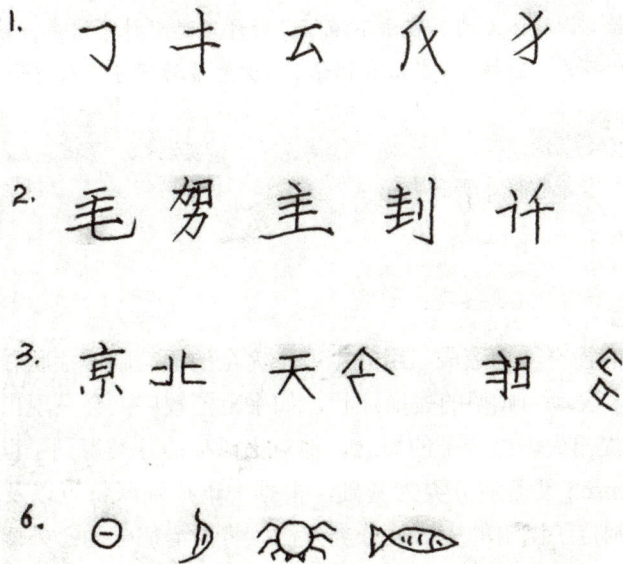

图 2-1 书写障碍

【知识链接】

Ryan 给失语的定义是：失语症是由于脑损伤所引起的组织语言能力的丧失或低下，可以在以下方面出现困难：口语和书面语言；识别图片或物体；口语、书面语和手势的交流。Darley 认为失语症是由于脑的损伤所致的语言符号形成和解释能力的障碍，在语言学成分编码和译码效能方面多种语言的丧失或障碍（词形和较大语法单位）。

【案例分析】

根据患者的临床表现：听觉理解障碍，口语表达障碍，阅读障碍，书写障碍。经过评定，符合完全性失语症的症状，患者为完全性失语症。

■ 任务二　失语症分类

案例导入

患者，男，56岁，右利手，中专文化程度，职工。以左侧肢体无力、语言不力 1 个月入院。1 个月前，安静状态下，突发晕倒，而后送入医院做 CT 检查显示：右侧额页下回脑梗死。经治疗后，患者左侧肢体无力，言语不流畅。经评定患者神志清楚，答题切题，自发语为非流畅，存在语音错语，在少量帮助下可与人讨论日常问题。

思　考

患者患的是哪种失语症？

一、失语症的分类

大脑某一部位的损害，会造成一组完全或不完全的语言临床症状较高频率的出现，如果损伤较局限，多表现为典型的失语症状，如果范围较广，会呈现出非典型的失语症状。因此，Benson 提出失语综合征的概念，他对失语症的分类得到了世界范围的广泛使用。我国学者以 Benson 失语症分类为基础，根据失语症临床特点以及病灶部位，结合我国汉字的特点，制定了汉语的失语症分类方法，将失语症分为：外侧裂周失语、分水岭区失语综合征、完全性失语、命名性失语、皮质下失语、纯词聋、纯词哑、交叉性失语、儿童获得性失语、原发性进行性失语（表 2-1）。失语症的病灶位置及预后（表 2-2）。

表 2-1　失语症的分类

Broca 失语	（broca aphasia，BA）
Wernicke 失语	（wernicke aphasia，WA）
传导性失语	（conduction aphasia，CA）
经皮质运动性失语	（transcortical motor aphasia，TMA）
经皮质感觉性失语	（transcortical sensory aphasia，TSA）
经皮质混合性失语	（mixed transcortical aphasia，MTA）
完全性失语	（global aphasia，GA）
命名性失语	（snomic aphasia，AA）
皮质下失语	（subcortical aphasia，SA）
纯词聋	（pure word deafness，PWD）
交叉性失语	（crossed aphasia，CA）
纯词哑	（pure word dumbness. PWD）
原发性进行性失语	（primary progressive aphasia，PPA）
儿童获得性失语	（acquired childhood aphasia，ACA）

表 2-2　失语症的病灶位置及预后

分　类		病　灶	预后
外侧裂周失语	Broca 失语	优势半球额下回后部（Broca 区）	较好
	Wernicke 失语	优势半球颞上回后部（Wernicke 区）	较差
	传导性失语	优势半球缘上回或者深部白质内的弓状纤维	较好
分水岭区失语综合征	经皮质运动性失语	优势半球 Broca 区的前、上部	较好
	经皮质感觉性失语	优势半球颞、顶叶分水岭区	较差
	经皮质混合性失语	优势半球分水岭区，病灶较大	较差
完全性失语		优势半球外侧裂周围的语言区域	较差
命名性失语		优势半球颞中回后部或颞枕交界区	较好
皮质下失语		优势半球皮质下结构（如丘脑和基底节）受损	较好
纯词聋		双侧颞叶或单侧颞叶深部	较好
交叉性失语		右侧大脑半球者，较少见	较差
纯词哑		中央前回下部或其下的传出纤维受损	较好
原发性进行性失语		优势半球额颞叶	较差
儿童获得性失语		多由发育不良或脑外伤	较好

二、各类失语症的临床特征与病灶

（一）外侧裂周失语

病灶位于外侧裂周围，语言复述困难，这是所有失语症中了解最多，并且得到广泛承认的一大类失语。

1. Broca 失语　过去称运动性失语，以口语表达障碍最为突出，自发语言呈非流利性，语量少，找词困难，讲话费力，语言呈电报文样，严重的时候表现为无言状态。尽管患者说话时语量较少，但是常为实质词，虽然存在失语法情况，但交谈时仍可基本达意。命名有困难，患者往往知道是什么，却无法说出名称，但可以接受语音提示，如检查者提示"铅……"（指铅笔时），患者可以说出"铅笔"。语言复述困难，特别是对音节数较长的句子复述有困难。发音和语调障碍，错语常见，特别是音韵性错语。口语理解相对较好，简单的句子可以理解，复杂的语言或命令的理解较为困难。阅读以及书写均不同程度受到损害。另外，Broca 失语常常伴有颜面失用，即颜面部自主运动不能听从命令随意进行。病灶累及优势半球额下回后部（Broca 区）。

2. Wernicke 失语　答非所问、口语理解障碍为其突出特点，过去称其为感觉性失语。自发语言呈流利性，无构音和韵律异常，口语表达有适当的语法结构但缺乏实质词，表现为语量多，讲话不费力，患者自己在很流利地说，却不知在说些什么，因为有较多的错语或者不易被别人理解的、且缺乏实质词而表现为语言空洞，难以理解。患者对语音的理解和语义的理解都受到损害，对别人和自己讲的话均不理解，或者仅理解个别词和短语。复述及听写障碍与理解障碍大体一致。命名、朗读及文字理解存在不同程度障碍。病变部位在优势半球颞上回后部（Wernicke 区）。

Wernicke
失语损害大

3. 传导性失语　复述不成比例的受损为此型失语的特点。患者的自发语言表现为流利性，找词困难是突出的表现，谈话常因此出现犹豫、停顿；错语是另外的特点，常常以语音错语为主，词义错语和新语较少。口语理解有轻度障碍，命名及朗读中出现明显的语音错语，伴有不同程度的书写障碍。病灶位于优势半球缘上回或者深部白质内的弓状纤维。

（二）分水岭区失语综合征

1. 经皮质运动性失语　非流畅性失语，自发语言较少，但对刺激往往会做出相应的简单反应，不能说出有组织的语言，复述功能保留很好，命名、阅读和书写能力不正常，但存在个体差异。口语理解和文字理解方面能力保留较好。该型失语症与 Broca 失语的最大区别在于可以复述较长的句子，另外，自发语虽少，但构音失用现象较少。病灶位于优势半球 Broca 区的前、上部。

2. 经皮质感觉性失语　自发语言流畅，错语较多，命名严重障碍，复述能力较好，但有学语现象。虽然不理解对方在说什么，却反复重复对方所说的语言。语言理解和文字理解都出现障碍，与 Wernicke 失语的最大区别在于复述保留。可以朗读但不理解其真正意义。听写能力差。病灶位于优势半球颞、顶叶分水岭区。

3. 经皮质混合性失语　自发语言严重障碍，完全不能组织构成表达自我意思。理解障碍也较明显，文字理解和口语理解都有困难，书写也存在困难。但是复述能力被很好地保留下来。病灶位于优势半球分水岭区，病灶较大。

（三）完全性失语

完全性失语是一种严重的获得性的全部语言功能的损害，是听、说、读、写所有语言模式受到严重损害的一种失语。主要表现为自发性语言极少，命名、复述、读词不能。听觉理解、文字理解严重障碍，即使能理解也是极少数单词。有的患者能说出部分系列语，如数出部分数和唱出部分歌曲和歌词。病灶位于优势半球外侧裂周围的语言区域。

（四）命名性失语

命名性失语是以命名障碍为主要表现的流畅性失语。在口语表达中主要表现为找词困难，对人的名字也有严重的命名困难。对于说不出的词，患者多以迂回语言和描述物品功能的方式进行表达，因此语言表现为赘语和空话较多。除了命名以外的其他语言功能均被保留下来。病灶位于优势半球颞中回后部或颞枕交界区。

（五）皮质下失语

优势半球皮质下结构（如丘脑和基底节）受损能引起失语。主侧半球丘脑受损出现丘脑性失语，表现为音量较小、语调低，可有语音性错语，找词困难，语言扩展能力差，呼名有障碍。复述保留相对较好。听理解和阅读理解有障碍，书写大多数有障碍。基底节受损特别是尾状核和壳核受损，可以引发基底节性失语，多表现为非流利性，语音障碍，复述相对保留。听理解和阅读理解可能不正常，容易出现复合句子的理解障碍。

（六）纯词聋

纯词聋患者听力正常，口语理解严重障碍，症状持久，简单的测试也会产生错误。患者虽然不能完成对词的辨认，但是可能在犹豫后完成简单的指令，这是此症的典型表现。纯词聋存在对语音和非语音的辨识障碍，即患者可以不理解词语的信息，但是对非语音的自然音仍能辨识，如鸟鸣声、电话声等。复述严重障碍，但口语表达正常或仅有轻度障碍。命名、朗读和抄写正常。

（七）交叉性失语

交叉性失语是指任何与惯用手同侧的大脑半球病变引起的失语，但现在一般仅指右利手右侧半球病变后发生的失语。交叉性失语发生率很低，多出现于脑外伤累及右侧大脑半球者。语言表现为听理解轻度障碍，阅读理解轻度障碍和表达、自发性书写明显障碍，命名及复述轻度障碍。

（八）纯词哑

临床上真正的纯词哑是一种相当罕见且独特的语言障碍临床综合征，此类患者口语表达能力严重障碍，而文字表达及理解等其他功能均正常。起病急，早期常表现为哑，或者仅有少量构音不清和低语调的口语，恢复后说话慢、费力、声调较低。在纯词哑并不是 Broca 失语的最轻型，两者的差别在于，Broca 失语有失语法、听理解障碍和命名障碍，而纯词哑则是单纯的发音障碍。中央前回下部或其下的传出纤维受损，可以产生纯词哑。

（九）原发性进行性失语

原发性进行性失语是一种由不同的神经病理学改变引起的临床综合征。隐匿性发病，早期阶段有突出、孤立的语言缺陷，语言产生、物品命名、句法或单词理解等损害逐渐进展，复述、朗读能力下降相对较轻，除与语言相关的功能活动以外，患者的日常生活活动能力维持正常。病灶位于优势半球额颞叶。

（十）儿童获得性失语

获得性失语是指儿童在部分获得或者已经获得口语能力以后所造成的失语症。主要病因是脑外伤，多数儿童初期表现为缄默，缄默消失后表现为发音异常，语言速度慢，说话量少，声音低弱以及韵律失常。另外，几乎所有儿童失语症患者的口语表达均为非流畅性，很少出现杂乱语。

三、失语症的鉴别诊断

（一）言语的流畅度

失语症可根据言语的流畅与否分为流利性和非流利性。治疗师可根据患者会话言语的流畅与否进行分类，最好将患者的谈话录音并仔细分析，以此进行正确的诊断与治疗。流畅性与非流畅性失语的特点见表 2-3。

表 2-3 流畅性与非流畅性失语的特点

性质	言语量	顺畅性	韵律	信息量	疾病
非流畅性失语	语量减少（50字以下每分钟）	说话费力、句子较短、电报语	失去言语的韵律性	信息量较多、错语少见	Broca 失语、经皮质运动性失语、完全性失语、经皮质混合性失语
流畅性失语	语量多（100字以上每分钟）	说话不费力、句子长度正常	韵律正常	信息量少、错语多见	Wernicke 失语、经皮质感觉性失语、命名性失语、传导性失语

（二）口语的听理解

如果患者可以理解检查中的句子或简单指令，则听理解较好，反之较差。非流利性失语中听理解较好的是 Broca 失语、经皮质运性失语；听理解较差的是完全性失语、经皮质混合性失语。流利性失语中理解较好的是命名性失语、传导性失语；流利性失语中理解较差的是 Wernicke 失语、经皮质感觉性失语。

（三）复述

失语症患者的复述能力根据能否复述句子分为相对保留或损害。能够较好复述句子可认为复述好的类型。非流利性失语听理解较好的一组中，复述好的是经皮质运动性失语，复述差的是 Broca 失语；听理解差的一组中，复述好的是经皮质混合性失语，复述差的是完性失语。流利性失语听理解较好的一组中，复述好的是命名性失语，复述差的是传导性失语；听理解差的一组中，复述好的是经皮质感觉性失语，复述差的是 Wernicke 失语。

四、与言语症有关的言语障碍

（一）言语失用

言语失用是一种言语运动性疾病，患者不能通过自主运动来进行发音和模仿等言语活动，同时没有与发音器官有关的肌肉麻痹、肌张力异常、或运动不协调来解释。可单独发生但较少，也可伴随其他言语障碍，如 Broca 失语。通过观察患者在执行表中的指令进行评定，有无器官的摸索动作，有无元音的发音错误，有无元音顺序的错误；判断是否有言语失用：一般以元音顺序为主（重复 5 遍），a—u—i，复述"爸爸、妈妈、弟弟"，复述"啪嗒洗手、你们打球、不吐葡萄皮"。一般这样患者都有言语的复杂性增加，发音的错误率也增加，辅音的开始词发音错误多，重复朗读时出现同样的发音错误，模仿言语比自发言语错误多等特点。

（二）口颜面失用

口颜面失用是指舌、唇、喉、咽、颊执行自主运动困难，但在非言语状态下，与言语有关的肌肉自发的活动依然存在。患者可在自主动作或表情下，完成吸气、呼气、吹口哨等动作，但不能在命令或模仿下，执行口部的随意运动。评定是通过观察患者能否依次完成表 2～3 的动作，以及有无摸索动作，来判断有无口颜面的失用。鼓腮、呼气、露齿、咂唇、缩唇、摆舌、吹口哨等动作。

【案例分析】

CT 检查显示：右侧额叶下回脑梗死。经治疗后，患者左侧肢体无力，言语不流畅。经评定患者神志清楚，答题切题，自发语为非流畅，存在语音错语，在少量帮助下可与人讨论日常问题。根据患者的这些表现与评定结果，判定患者患的是 Broca 失语症。

■ 任务三　失语症的康复评定

案例导入 ◆

患者，女，72 岁，因"语言不能、右侧肢体无力 2 个月"入院。
经做 CT 检查大脑半球大面积脑梗死，伴有右侧肢体无力，言语不清，经治疗后神志转清，直呼其名有目光对视，但仍言语不能。将为患者进行康复训练，在此之前进行康复评定。

思　考

应该为患者做哪些康复评定？

失语症患者的评定的目的是通过全面系统地评定，了解患者言语障碍的程度，是一项系统、全面而又广泛的工作。判断患者是否有失语症，以及失语症的种类。了解影响患者的言语功能的因素及残存的交流能力。预测患者的康复进程。制定相应治疗的计划和训练方案。

国际常用的失语症评定方法有：波士顿诊断性失语症检查（Boston diagnostic aphasia examination，BDAE）、日本标准失语症检查（standard language test of aphasia，

SLTA）、西方失语症成套检测（western aphasia battery，WAB）。西方失语症成套检测是 BDAE 的缩短版，克服了 BDAE 检查时间过长的缺点，大约需 1 个小时可完成检查。该测验提供一个总分称为失语商（AQ），可以通过具体分数分辨出患者言语功能是否正常。WAB 还可以测出操作商（PQ）和皮质商（CQ），PQ 可了解大脑的阅读、书写、运用、结构、计算、推理等功能；CQ 可了解大脑认知功能。此检查还可对一些言语障碍患者提供解释标准误差和图形描记。

根据中国汉字的特点和中国人的文化习俗，国内常用的失语症评定方法包括：汉语标准失语症检查及汉语失语成套测验（aphasia battery of chinese，ABC）和中国康复研究中心失语症检查表（CRRCAE），此表由李胜利等在 1990 年完成，适用于我国不同地区使用汉语的成人失语症检查。此检查由 30 个分测验组成，分为 9 个大项目，包括听理解、复述、说、出声读、阅读理解、抄写、描写、听写和计算。在大多数项目中采用了 6 等级评分标准，在患者的反应时间和提示方法上都有比较严格的要求，并且有严格的终止标准。本检查方法适用于我国不同地区使用汉语的成人失语症患者。

言语治疗师可以有针对性地为较重或较轻的言语障碍患者设计一些附属于综合性的某一单项言语功能检查，以便更加细致地了解患者的言语功能。其中有听理解检查、口语表达检查、阅读检查、书写检查、复述检查、日常生活交流能力检查、Porch 交流能力指数、功能性交流图等。

通过言语障碍评测和资料进行总结，根据资料整理的结果，明确患者是否为失语症及类型、失语症的严重程度。失语症严重程度的评定，国际上多采用波士顿诊断性失语症检查法（BDAE）中的失语症严重程度分级（表 2-4），并书写、评价、整理出重点内容。

表 2-4　BDAE 中失语症严重程度分级标准

等级	评定标准
0 级	无有意义的言语或听觉理解能力
1 级	言语交流中有不连续的言语表达，但大部分需要听者去推测、询问或猜测；可交流的信息范围有限，听者在言语交流中感到困难
2 级	在听者的帮助下，可进行熟悉话题的交谈，但对陌生话题常常不能表达出自己的思想，使患者与检查者都感到进行言语交流有困难
3 级	在仅需少量帮助下或无帮助下，患者可以讨论几乎所有的日常问题，但由于言语和（或）理解能力的减弱，使某些谈话出现困难或不大可能
4 级	言语流利，但可观察到有理解障碍，但思想和言语表达尚无明显限制
5 级	有极少可分辨得出的言语障碍，患者主观上可能有点困难，但听者不一定能明显觉察到

判断预后：根据患者失语症的类型、严重程度及其他因素综合考虑，确定康复目标并判断患者的预后。根据患者失语症严重程度分级（BDAE 分级），评估预后及确定长期康复目标（表 2-5）。

表 2-5　不同程度失语症的长期目标

程度	BDAE 分级	整体长期目标	言语训练的长期目标
轻度	4、5	恢复职业	改善言语和心理障碍，适应职业需要
中度	2、3	日常生活自理	发挥残存能力及改善功能，交流基本自如，适应社区内交流需要
重度	1、2	回归家庭	尽可能利用残存功能和代偿方法，进行简单的日常交流，减轻家庭介助

近期目标，将达到最终目标的过程，分成若干阶段，逐次设定具体细致的目标，即根据患者具体情况选择各种言语形式的训练课题，设定可能达到的水平及预测所需时间。即由现有的言语功能提高一个阶段，15 天为一次作为短期目标。并制定相应治疗计划，在上述基础上制定患者的训练计划、长短期训练目标。

【知识链接】◆

要保证治疗过程记录，在实施中认真记录患者的治疗过程、定型反应等。以此判断治疗效果，进行阶段性的言语训练后，及时进行总结，根据中、末期评估结果，判断是否需要修改训练目标和训练计划。

【案例分析】

国际常用的失语症评定方法有：波士顿诊断性失语症检查、日本标准失语症检查、西方失语症成套检测。根据中国汉字的特点和中国人的文化习俗，国内常用的失语症评定方法包括：汉语标准失语症检查及汉语失语成套测验和中国康复研究中心失语症检查表，此表由李胜利等在 1990 年完成，适用于我国不同地区使用汉语的成人失语症检查。

■ 任务四　失语症的康复治疗

案例导入　◆

李某，男，34 岁，司机，右利手，初中文化程度，汉族，北方口音。车祸造成脑挫裂伤、脑出血。入院 MRI 显示：左颞顶脑软化，局限性脑萎缩。入院临床诊断：脑外伤，右侧偏瘫，语言障碍。经评定具体表现为：言语流利、但听不懂他人的话，听力是正常的。

思　考

针对这个患者诊断是什么？最佳的治疗时间是什么时候？言语训练的重点是什么？

一、失语症的治疗原则及适应证

（一）治疗时机

首先把握治疗时机，患者原发病症趋于稳定、不再进展，生命体征稳定48小时以后、意识清醒，即可逐渐开始接受治疗。介入的时机越早，训练效果越好。发病后3～6个月为失语症恢复的高峰期，因此需抓住这一关键时期进行有效的言语训练，以达到最佳效果。发病时间长的患者恢复的速度较早期明显减慢。在言语训练中患者如出现以下情况时，可停止言语训练，如患者全身状态不佳，有明显的意识障碍，重度痴呆，拒绝和无训练要求者，患者出现过度疲劳，注意力无法集中等。

（二）治疗时间

在治疗的时间安排上，治疗师所进行的训练，每周不少于3～4次，每日根据患者的情况可安排1～2次训练。每次训练30～60分钟为宜。初次接受言语训练的患者精神状态变差时，可适当减少训练时间。

（三）治疗工具

言语训练的工具有录音机、录音笔、训练软件、镜子、秒表、压舌板、吸舌器、喉镜、电脑、手机、笔、卡片、故事书、患者感兴趣的文章等。

（四）训练方式

根据患者情况可以采用多种方式进行训练，一对一训练、自主训练、小组训练、家庭训练等。一对一训练，即一名治疗师单独环境、针对一名患者进行训练，是临床上最多采用的一种训练方式，是以刺激为中心内容进行训练。患者情绪稳定，注意力集中。刺激条件可控，针对性强，并根据具体情况及时进行调整。自主训练，患者在进行了一段时间的一对一训练之后，充分了解了言语训练的要求和方法，有一定的自我判断和自我纠正的能力，即可开始自我训练。治疗师可把需反复训练的内容教给患者进行自我训练。训练的内容和量由治疗师决定。多人小组训练，又称集体训练。通过相互接触，减少孤独感，学会将个人训练的成果在实际中有效地应用。治疗师可根据患者的不同情况，编成小组，开展多项活动，还可以达到减轻患者心理负担的目的。入户家庭训练，治疗师将评价及制定的治疗计划介绍和示范给亲属，并通过观摩、阅读指导手册等方法教会患者亲属训练技术；再逐步过渡到患者回家进行训练，也可以编成视频让患者及亲属反复观看、学习。然后治疗师定期评估并调整训练课题及告知注意事项。

二、失语症康复治疗的机制及治疗过程

（一）治疗机制

失语症康复的主要机制，一是功能代偿学说，通过其他非特定的脑区及起次要作用神经的代偿、基本脑结构和高层脑结构功能的动员来取代受损的大脑病区的功能；二是功能重组学说，利用其他神经通路，用不同的方法来完成被破坏的神经结构所承担的功

能，失语症的恢复可以是神经系统的重组，反复的刺激可以促进这种重组；三是再生学说，在受损的神经元中出现了新的神经生长物。

（二）治疗过程

1. **原始期**　生命体征稳定后48小时后，意识清楚，即可开始训练，是指原发疾病不再进展，患者和家属要充分了解言语障碍的严重性和训练的目的。

2. **进行期**　治疗师每日给患者进行训练30～60分钟，但此时间是有限的，因此要让亲属在家中或病房内配合患者每日通过听、读、学、说的训练内容帮助患者进行巩固。在治疗中，要根据定期评估的结果，若结果不佳则启动简化模式，重新调整训练目标和训练计划。

3. **结束期**　经过一段时间的训练之后，患者的改善不再进展或缓慢，此时就进入了平台期。可暂停在医院的言语训练，向亲属介绍之前训练的内容和方法，进行家庭或社区训练，并可通过随诊给予一定的指导。

三、失语症康复治疗的预后

（一）疗效

首先要考虑自然恢复问题，据资料显示，失语症患者的言语障碍在最初几个月有一定程度的自然恢复能力，其病理基础主要是：未损伤的部分大脑在局部大脑损伤后获得功能。因此，在考虑疗效时，需兼顾自然恢复的部分，一般出现在1个月内。现在经过大量的临床研究证实了言语治疗的积极作用，其言语功能的恢复不只是自然恢复的结果，更重要的是由专业人员进行专门方式进行系统的言语治疗才能有更好的疗效。

（二）预后

失语症的预后一般与原发病的预后一致，根据现有的资料显示，有影响的因素主要有：

1. **康复介入时间**　越早期言语治疗介入效果越好。

2. **病因与病灶部位**　不同病因所导致的失语症，其恢复速度与程度均不同。一般来说，颅脑外伤比脑卒中患者的预后好，初发病者较复发者预后好，病灶小者预后好，单一病灶预后较多发病灶好。

3. **发病年龄**　许多研究结果表明，发病年龄越小预后越好。

4. **文化程度**　智力和言语功能改善程度之间成正比关系。智商越高的患者其治疗效果越佳；文化程度越高，预后越好。

5. **利手**　双利手和左利手较右利手预后好。

6. **失语症的类型及严重程度**　失语症的严重程度与其预后有密切关系。起病时，失语症轻者预后较好；完全性失语的预后最差。

7. **是否有合并症**　失语症患者如同时合并构音障碍、言语失用或其他高级神经功能障碍等时；预后相对比单纯失语症患者要差。

8. **障碍种类** 表达障碍为主比理解障碍为主者预后好。

9. **性格** 性格外向性格较内向性格患者预后好。

10. **其他因素** 积极主动配合训练患者预后好；患者自身有错误自识能力及自我纠正能力者预后好；亲属对患者康复支持力度大的患者预后好。

四、失语症康复治疗的方法

（一）刺激促通法

（1）Schuell刺激疗法的原理是各种失语症治疗方法的基础，其原理很多，最主要的就是以下6点，也是目前临床上应用最多的方法，主要原理见表2-6。

表2-6　Schuell刺激疗法的主要原理

刺激原理	说明
利用强的听觉刺激	是刺激疗法的基础，因为听觉模式在言语过程中居于首位，而且听觉模式的障碍在失语症中也很突出
适当的言语刺激	采用的刺激必须能输入大脑，因此，要根据失语症的类型和程度，选用适当的控制下的刺激，难度上要使患者感到有一定难度但尚能完成为宜
多途径的言语刺激	多途径输入，如给予听刺激的同时给予视、触、嗅等刺激（如实物），可以相互促进效果
反复利用感觉刺激	一次得不到正确反应时，反复刺激可能可以提高其反应性
刺激应引出反应	一项刺激应引出一个反应，这是评价刺激是否恰当的唯一方法，它能提供重要的反馈而使治疗师能调整下一步的刺激
正确反应要强化以及矫正刺激	当患者对刺激反应正确时，要鼓励和肯定（正强化），得不到正确反应的原因多是刺激方式不当或不充分，要修正刺激

（2）治疗程序的设定。

1）刺激条件：①刺激标准：要以患者的正确反应为标准，刺激要遵循由易到难的原则。要注意：如听刺激应考虑选词的长度、选择时刺激材料是否常用，以及备选答案的多寡和干扰性，要结合患者的障碍程度进行选择。②刺激方式：为听觉（音量）、触觉（粗大、精细）、视觉刺激等多种方式，以听觉刺激为主，重症患者应采取多种刺激相结合的方式，先触觉、再视觉、后听觉的刺激模式。③刺激强度：治疗师应考虑刺激强度的选择，重复刺激的次数、有无辅助刺激等。④材料选择：首先优先选择日常生活中常用的字、词、句，尤其是几乎每日都接触的、常用的，如起床、吃饭、睡觉、洗脸等。其次要结合患者的兴趣、职业、日常习惯等，选择患者感兴趣的刺激材料效果会更好。

2）刺激提示：给患者一个刺激，患者如无反应、部分反应或错误反应时，应予以提示。提示需注意：①提示的前提：要根据刺激和课题的方式而定，如听理解、书写中出现错误，需规定在多少秒后患者错误反应才给予提示等。另需结合患者的具体情况进行考虑，如右利手患者右侧上肢偏瘫用左手写字时，刺激后等待的时间可以适当延长。②提示的方式：方式有语音提示、选词提示、描述提示、手势提示、文字提示、分类提示。重度患者提示的项目较多，如呼名提示，包括描述、手势、词头音等；而轻度的患者常只需用单一方式，如词头音或简单描述。

（3）治疗课题评价：治疗师对患者进行治疗时，每一道课题都要对患者的反应进行评价。如患者无反应时，要按规定的方法进行提示。正确反应包括在规定的时间内给出正确答案、延迟反应、自我更正，以（+）表示。无反应和错误答案以（-）表示。当患者连续无反应或误答时，要考虑预先设计的课题是否适合患者，题目难度应下降一个等级。如经治疗患者答题率逐渐增加，提示减少，连续三次正答率大于80%以上时，可以定为定型反应，即可进行下一个课题的治疗。

（4）反馈：反馈可巩固患者的正确反应，减少错误反应。正强化：当患者回答正确时，应马上肯定重复患者的答案，并及时给予表扬，或将答案改变另外一种刺激方式进行解释，即为正强化。负强化：当患者出现错误的答案和反应时，应马上进行否定并指出正确答案，但注意言语技巧，或简化模式改变刺激条件，不应使得患者产生抵触情绪。

（5）治疗课题的选择：失语症大多数会涉及听、说、读、写等方面的障碍，但不同患者每方面障碍的严重程度不可能是相同的。因此，可以按照评估结果，分析患者不同的功能障碍及其严重程度，设计治疗课题，重点突出，轻度功能障碍者以改善功能为主，重度者以激活残存功能及代偿、替代为主，详见表2-7。

表2-7　不同言语症状其严重程度的训练课题

言语症状	程度	训练课题
听理解	重度	听是非反应，词与画或文字的匹配
	中度	执行口头命令，根据听短文做是非判断，正误判断
	轻度	听文章或句子（比中度的句子短文难度加大）做判断
口语表达	重度	复述（字、词、系列语、问候语），称呼（日常用词、单音节词、动词命名）
	中度	复述（短文），读短文，称呼，动作描述（情景画、动作说明、漫画说明）
	轻度	描述事物，日常交流
阅读理解	重度	图和字、词匹配（日常用品、简单动作）
	中度	执行简单的文字指令、情景画、动作、句子、文章配合，读短文回答问题
	轻度	执行较长、较复杂的指令，读长篇文章回答问题
书写	重度	抄写和听写简单的生活用品单词、自己的姓名等
	中度	听写其他单词或短文，书写说明
	轻度	听写长文章，描述书写，写日记，写信件
计算	重度	简单的加减计算（一位数）
	中度	进位加法，退位减法，简单的乘除计算
	轻度	较复杂的加、减、乘、除计算

要充分依据不同类型的失语症患者功能障碍不同，选择不同的言语训练课题，详见表2-8。

表2-8　不同类型失语症的重点训练课题

失语症类型	训练重点
Broca 失语	构音训练、口语及文字表达
Wernicke 失语	听理解、复述、会话
命名性失语	口语命名、文字称呼、执行口头指令
传导性失语	复述、听写、看图说话
经皮质感觉性失语	以 Wernicke 失语训练为基础
经皮质运动性失语	以 Broca 失语训练为基础
完全性失语	听理解、视觉理解、口语表达、手势、交流板应用
经皮质混合性失语	以完全性失语训练为基础

（二）实用交流能力训练

实用交流能力训练的目的是使失语症患者最大限度地利用残存的交流能力（言语和非言语），和别人建立有效的沟通，促进患者日常生活交流能力的恢复，早日回归社会。在言语训练时，一定要遵循重视实用性、传递性、沟通性和目的性（适宜性）为根本原则。

1. **交流效果促进法**　交流效果促进法（promoting aphasics communication effectiveness，PACE）其目的是利用接近实用交流的途径来刺激患者。适用于各种类型和程度的失语症，尤其是重症失语症。此方法可以充分调动患者的残存的沟通能力，适用于小组训练和家庭训练、社区训练。

（1）原则：交流效果促进法的原则（表2-9）。

表2-9　交流效果促进法的原则

原则	内涵
交换新的未知信息	表达者将对方不知的信息传递对方。利用多张信息卡，患者和治疗者随机抽卡，然后尝试将卡上信息传递给对方
自由选择交往手段	不限于口语，如书面语、手势、绘画等手段
平等分担会话责任	表达者与接收者在交流时处于同等地位，会话任务应来回交替进行
根据信息传递的成功度进行反馈	患者作为表达者，治疗师作为接受者时，要给予适当的反馈，促进患者表达方法修正和发展

（2）具体方法：将一叠图片正面扣下放在桌上，治疗师与患者交替摸取，不许让对方看见自己手中图片的内容，利用各种表达方式提示（如呼名、描述语、手势等）将图片内容的相关信息传递给对方。双方通过询问、猜测、重复确认、反复质问等方式，进行听理解和语言描述的适当反馈。

（3）评价：交流效果的评价（表2-10）。

表2-10　交流效果的评价

评价分	内容
5	首次即将信息传递成功
4	首次传递信息未能令接受者理解，再次传递获得成功
3	通过多次发问或借助手势、书写等代偿手段将信息传递成功
2	通过多种发问等方法，可将不完整的信息传递出来
1	虽经多方努力，但信息传递仍完全错误
0	不能传递信息
U	评价不能

2. **代偿手段的应用**　可利用手势语言、姿势语言、图画训练、图画册、交流板以及其他高科技的电脑软件、电脑说话器等尽快建立患者与周围群体的沟通途径。部分患者言语、表达功能确实无法恢复，也可以通过此方法进行代偿。

3. **交流板的应用**　交流板适用于重度表达障碍的患者。可用的有图画板、词板、句子板。图画板上有多种日常生活所需要的图画，可适用于文化水平低或阅读障碍的患者。治疗师可训练患者建立用沟通板的意识及交流中使用沟通板的技巧。

（三）失语症的对症治疗

失语症的对症治疗是失语症最常用的方法之一。

1. 听理解训练

（1）语音辨识：让患者从预先准备好的一段声音中（声音中有语音及自然音的混合）分辨出熟悉人的语音。

（2）听词指图：治疗师将几张图片或图册放在患者前，让患者指出其听到单词的图片。

（3）记忆广度扩展：将几张图片摆放在患者面前，治疗师每次说出两个或两个以上的单词，让患者按顺序指出所听到的内容。

（4）句子的理解：将几幅情景画放在患者面前，治疗师用简单的句子描述情景画中的内容，让患者指出相符合的图片。

（5）执行口头指令：从短句开始，如"请点头。"慢慢过渡到长句和复合句。

2. 口语表达训练

（1）以自动语为线索进行训练：如诵读诗词、数数、唱熟悉的歌曲等。通过这种机械、自动言语 引导出口语的表达。

（2）使用反义词、关联词、惯用语。反义词：如男—女、上—下；关联词：饭—汤、盆—碗；常用的一些谚语、警句等。

（3）复述：根据患者障碍程度选择复述的内容。直接复述（字、词、词组、短句、复合句）、看图或实物复述、重复复述、延迟复述。

（4）命名训练：用图片或实物让患者进行命名训练，如有困难可给予词头音、选词等提示。

（5）叙述训练：对于轻度口语表达障碍的患者，可以进行情景画、提问叙述等训练。如患者在过程中出现错语、命名错误等，不要中断患者给予纠正，应在叙述完成后给予纠正。如患者出现叙述困难而中断时，可给予提示，让其继续。

（6）失语法的训练：在口语表达中，利用促进语法结构建立的技术（如刺激法），也可利用再教的方法，像初学汉语一样，先易后难，循序渐进。

（7）日常生活能力交流训练：需根据患者的实际情况进行，用患者所熟悉的人和事物进行训练。

3. 阅读与朗读训练

（1）视觉匹配作业：选择一些词卡，让患者选择字形相同的词。患者无须理解词的含义，只要有辨认相同、相似图形的能力即可完成。一般要求患者能完全正确完成，才可进行其他训练。

（2）单词的阅读理解：词卡与图匹配、听单词指出相应词卡、词汇分类、词义联系均可进行训练。

（3）单词的朗读：出示每张词卡，反复读给患者听，然后鼓励患者一起朗读，最后让患者自己朗读。

（4）句子的理解：当患者可以阅读理解常见词汇后，可以通过执行文字指令、词语短语匹配作业、组句等进行训练。

（5）句子的朗读：利用句子卡，按单词朗读的要领练习，由慢向快、由短到长增加难度。

（6）篇章的理解：给患者准备短文，让患者默读，就其内容进行提问。

（7）篇章的朗读：从报刊、小说等选择患者感兴趣的内容，同声朗读后鼓励患者自己朗读。每日均应坚持，反复练习。

4. 书写训练　书写不仅涉及言语，还涉及视觉、运动、本体感觉等多种功能。因此，在进行书写训练时，要综合考虑患者各方面的功能障碍。

（1）抄写：适合重度书写障碍、非利手书写、失用症、智力障碍者等。通过书写可促进各器官的联合动作，并可促进对文字的理解。抄写的内容应从易到难，循序渐进。

（2）提示书写阶段：适合中度书写障碍者。要求患者按照要求进行书写，便于向自发书写阶段过渡。例：时间____、地点____、人物____等。

（3）自发性书写：适合轻度书写障碍。可要求患者看到物品写出单词、写出完整的句子、记日记、写信等。

【知识链接】◆

　　原则上，所有失语症患者，均是言语康复治疗的适应证。但如患者有明显的意识障碍，情感行为的异常或精神异常，以及全身状况差无法耐受及配合言语训练的，接受一段时间的训练，已达到静止状态的患者可以不进行治疗。

【案例分析】

　　王某诊断为感觉性失语。患者原发病症趋于稳定、不再进展，生命体征稳定48小时以后、意识清醒，即可逐渐开始接受治疗。介入的时机越早，训练效果越好。发病后3～6个月为失语症恢复的高峰期，因此需抓住这一关键时期进行有效的言语训练，以达到最佳效果。训练的重点为听理解、复述、会话。

学习检测

1. 失语症康复治疗的时机有哪些？

2. 失语症的四种训练方式具体是怎样的？

项目三
语言发育迟缓 ——————————————————

学习目标

　　1. 掌握语言发育迟缓的康复评定及治疗方法，重点是 S-S 评价法和语言符号形式与指示内容关系的训练方法。

　　2. 熟悉语言发育迟缓的康复评定目的、程序、症状分类及康复治疗原则和注意事项。

　　3. 了解语言发育迟缓的定义、常见病因、临床表现。

　　语言发育迟缓是儿童比较常见的功能障碍，康复言语治疗人员应掌握相应的康复评定及康复治疗方法，重点是 S-S 评价法和语言符号形式与指示内容关系的训练方法，熟悉康复评定目的、症状分类及治疗原则和注意事项。

■ 任务一　语言发育迟缓

案例导入　◆ ——————————————————

　　　王某，3 岁半，男孩，出生后 6 个月可独坐，1 岁多可独立行走，一直表现活泼、聪明。喜欢和小朋友一起玩耍。但 2 岁仍不会说话，叫爸爸、妈妈都含混不清。

思　考 ....

　　王某应该进行哪些方面的检查？

一、语言发育迟缓的定义

语言发育迟缓是指由各种原因引起的儿童言语理解能力或口头表达能力明显落后于正常同龄人的发育水平。因此若发现儿童有语言发育迟缓现象，应努力查找病因。若儿童无明确原因而出现的语言发育明显延迟现象，则称为特发性语言发育障碍或发育性语言迟缓。这里不包括由听力障碍而引起的语言发育迟缓及构音障碍等其他语言障碍类型。语言发育迟缓多发生在 2～5 岁阶段。根据临床表现又可分为发育性语言发育迟缓、模仿性语言发育迟缓和社会性语言发育迟缓三大类。

二、语言发育迟缓的病因

（一）智力发育迟缓

智力发育迟缓（精神发育迟缓）所占病因的比例最大，患儿的言语接受和表达均较实际年龄迟缓，在发育期间整体智力较正常平均水平有明显降低，并伴有适应性行为障碍。言语的接受（理解）迟缓，导致言语的发出（表达）也迟缓。如先天性的唐氏综合征（21- 三体综合征）。

（二）听觉障碍

听觉发生障碍时，在无法充分接受言语刺激的情况下，要达成高度的言语发展是相当困难的。听觉障碍分为末梢性听觉障碍（听力损失）及中枢性听觉障碍。由此看听觉对儿童的语言发育非常重要。

（三）构音器官异常

主要是以脑性瘫痪为代表的运动障碍性疾病以及以腭裂为代表的发音器官的器质性病变等阻碍言语的表达，所致语言发育迟缓。

（四）交往障碍

交往障碍（自闭症、自闭倾向等），如果对作为语言交流对象的存在及语言刺激本身的关心不够，其语言发育必然会受到影响，最典型的病例即是自闭症。

（五）受语言学习限定的特异性障碍

受语言学习限定的特异性障碍（发育性失语症及获得性失语症），发育性失语症是指单纯性语言功能或能力的某一方面或全面发育迟缓；获得性失语症是指由于中枢神经系统损伤、发育不全或功能失调而造成对语言的理解与表达方面的障碍。两者在临床上不易明确诊断，因此包含在语言发育迟缓中。

三、语言发育迟缓的表现

语言发育迟缓的表现有：延迟到 1.5～2 岁的年龄仍不会说话，说话晚或很晚；说话后，比别的正常孩子发展慢或出现停滞或含混不清；会说话，但只会用单词不会用句子交流，不懂言语表情技巧；回答问题反应差，言语理解和遵循指令均困难；口吃，音准较差；语言理解困难和遵循指令困难。

【案例分析】

语言发育迟缓是指由各种原因引起的儿童言语理解能力或口头表达能力明显落后于正常同龄人的发育水平。患儿一直表现活泼、聪明，喜欢和小朋友一起玩耍。但2岁仍不会说话，叫爸爸、妈妈都含混不清，根据患者表现，怀疑语言发育迟缓，主要应进行听力检查、构音器官的检查，在确诊的前提下进行康复治疗

■ 任务二　　语言发育迟缓的康复评定

案例导入 ◆

小武，男，5岁，出生时剖宫产，呛羊水，严重缺氧。母亲孕期无疾病史和用药史，父母健康状况良好，无遗传病史，未发过高热。语言主要表现为：说话含糊不清，不能清楚表达自己的意思，注意力不集中，听指令、动手能力差，语言少。医生怀疑是语言发育迟缓。

思　考

针对儿童语言发育迟缓应该做哪些评定呢？

一、语言发育迟缓的评定目的

语言发育迟缓的评定，主要目的是发现和确定患儿是否有在语言发育迟缓，这种语言发育迟缓属于哪一类型，患儿的语言能力与正常儿童相比处于哪个阶段，评价的结果将作为制定训练计划的依据，也是研究语言发育迟缓的重要资料。初诊时有些儿童由于注意力很差、不能很好地配合评价等因素，初诊时只能进行初期的评价，需要在言语训练过程中进一步密切观察患儿表现，最后再完成评价。

儿童语言发育迟缓

二、语言发育迟缓的评定程序

语言发育迟缓的评定涉及学科及专业较多，其基本程序如下：

（一）采集资料

采集资料对正确评价患儿言语现状、病史、推测预后及采取训练方式显得尤为重要。

1. 采集病史　主要包括现病史、既往史、家庭史、训练史及康复治疗及训练史等。

（1）现病史：详细询问患儿童原发病的情况以及进展情况，发病后对语言的影响

和语言发展速度。

（2）既往史：主要记录儿童出生时的有关情况，如是否足月出生、分娩方式、胎次、产次、出生时的体重、生后有无窒息和黄疸情况等，必要时还要详细询问母亲怀孕、妊娠的情况。

（3）生长发育史：主要询问患儿的发育情况，重要发育指标包括患儿抬头、坐、爬、叫爸爸和妈妈的月龄或年龄，还要询问儿童出生后由谁抚养以及关系等。某一阶段患儿的性格是否有较大的转变和表现等。

（4）家族史：主要询问家庭成员中是否有与患儿类似表现的人员，父母及亲属是否有遗传病史，父母及看护者的文化程度，以及与患儿的关系和语言环境情况等。

（5）康复治疗及训练史：患儿在医院以前是否接受过针对性的康复诊断和训练。

2. 相关专业情况　儿科、耳鼻喉科、行为心理、教育、目前语言状况等。

这对于正确评价患儿的语言情况，推测预后是很重要的，可以将需要了解的主要内容制成表格，这样既省时间，又不易遗漏重要资料。

（二）评定可掌握临床症状及推测预后

1. 语言行为的评定　大体上要从语意学、语法规则及语用论三个方面进行。这是 Bruner 所说的，一是语言的构造形式（form）；二是辨别、记忆、产生、范畴化等的内容（content）；三是交流关系的建立、维持、展开等使用方面（use）。在语言发育迟缓 S-S 评价法（sign-significance relation）中，这些分别被称为符号形式与指示内容关系、基础性过程、交流态度在语言发育迟缓 S-S 评定法中，它们分别被称为基础性过程、符号形式与指示内容关系及交流态度。

2. 相关评定　主要包括听力评定、皮博迪图片词汇检查（Peabody Picture vocabulary test，PPVT）、伊力诺斯心理言语能力测验（Illinois test of psycholinguistic abilities，ITPA）、韦氏学龄儿童智力检查修订版（WISC-R）、韦氏学龄前儿童智力量表（WPPSI）及构音障碍评定等。现听力筛查技术可以在婴幼儿生后 3 天进行听力检测，在其 3 个月内明确患儿的听力状况，并能在咿呀学语前进行听力康复、言语训练。

三、语言发育迟缓的评定方法

我国尚缺乏专门针对儿童言语障碍的综合评价方法。"S-S 语言发育迟缓评价法"由日本于 1977 年开始研制试用，1989 年在日本广泛应用并取得较好效果。我国按照汉语的语言特点和文化习惯研制了汉语版 S-S 评价法，并于 2001 年正式应用于临床。通过此方法评价结果与正常年龄水平相比较，即可发现语言发育迟缓儿童。该评价法原则上适合 1.5 ~ 6 岁半的语言发育迟缓儿童，学龄前的儿童获得性失语症也可以参考应用，不适合听力障碍所致语言障碍。该评价法由三个方面组成，即语言符号与指示内容的关系、基础性过程、交流态度，以语言符号与指示内容评价为核心，其比较标准分为以下 5 个阶段。

（一）阶段1

阶段1为对事物、事物状态理解困难的阶段，特点为：①对外界的认识尚处于未分化阶段，未获得语言；②无目的性对物品摇动、抓握、敲打、舔咬；③不能用某种手段表现出自己的要求；④常可见身体左右摇摆、旋转等；⑤出现反复的自我刺激行为。

（二）阶段2

阶段2为事物基本概念的形成阶段，与阶段1不同的是对事物开始概念化，即能够根据常用物品的用途大致进行操作，也能够理解事物的状况。按水平的高低阶段2分为3个亚项：①阶段2-1，事物功能性动作；②阶段2-2，匹配；③阶段2-3，选择。其中匹配与选择都是利用示范项进行操作，因为检查顺序不同，对儿童来说意义也不同。

（三）阶段3

阶段3为事物的符号阶段，符号形式与指示内容关系出现分化。语言符号大致分为两个阶段，即手势语阶段（阶段3-1，手势符号阶段）及言语符号阶段（阶段3-2，又分为幼儿语阶段及成人语阶段）。阶段3-1可以通过他人的手势开始理解意思，还可以用手势向他人表达要求等；阶段3-2是将语言符号与事物相联系的阶段。

（四）阶段4

阶段4为组句、语言规则（非可逆态）阶段，能将某事物、事态用2～3个词组和连成句子表达。阶段4-1（两词句阶段）能理解或表达的两个词句有各种各样，例如属性（大小）+事物、属性（颜色）+事物、主语+宾语、谓语+宾语。阶段4-2（三词句阶段），在此仅限定于两种形式，即"主语+谓语+宾语"，如妈妈亲宝宝；"属性（大小）+属性（颜色）+事物"，如小黄帽子、大红苹果等。

（五）阶段5

能够理解三词句表现的事态，且能理解事实与语法规则的关系，与阶段4-2的三词句不同的是所表现的情况为可逆。阶段5-1为主动语态，如"猫追老鼠"。阶段5-2为被动语态，如"老鼠被猫追"。

检查结束后综合各种信息进行分析。如对磁共振成像、CT结果等进行评价、诊断；并把S-S法检查结果显示的阶段与实际年龄语言水平阶段进行比较，如低于相应阶段，可诊断为语言发育迟缓。年龄与S-S检查法的关系（表3-1）。

表3-1　符号形式与指示内容的关系及年龄可通过阶段

年龄	阶段	内容
1.5～2岁	3-2	言语符号
2～2.5岁	4-1	主谓+动宾
2.5～3.5岁	4-2	主谓宾
3.5～5岁	5-1	语序规则
5～6.5岁	5-2	被动语态

根据交流态度把语言发育迟缓分为Ⅰ群（良好）和Ⅱ群（不良）；根据言语符号的掌握以及言语符号与动作性课题之间的关系，把语言发育迟缓分为A、B、C三个主群，但这种分群并非一成不变。A群：分为Aa及Ab两个亚群，言语符号未掌握；B群：言语表达困难；C群：分为Ca、Cb、Cc、Cd四个亚群，比实际年龄迟缓。语言发育迟缓症状分类（表3-2）。

表3-2 语言发育迟缓的症状分类（以正常儿童语言发育阶段作标准）

阶段	内容
第1阶段	对事物、事态理解困难，能注意事物及他人的行动或声音，对外界刺激能主动反应（如动作）；但对特定事物不能理解，如不能区别食物或非食物，食物以外的也放入口中
第2阶段	可以理解日常生活中出现或存在的事物间的相互关系，例如，爸爸拿出香烟，患儿则递过火柴。但对符号的理解和使用较为困难。
事物的基础概念	能用电话玩具模仿打电话，但当你说"电话"是这个吗？边问边指电话时，他不懂你指的电话是你说"电话"一词
第3阶段	能区分符号及其所指的物品（符号和物品对应关系的建立）。
事物的符号	能理解符号的意义，如手势、幼儿语、拟声、似态语等。例如，把电话筒放到耳边动作，或根据声音能选择电话玩具
第4阶段	能以幼儿语的方式理解由单词连接成的词组。
词句、要因素	这时必须从发育的观点观察幼儿对汉语词组理解如何。例如：他可理解"电话""女孩"，但不能说
第5阶段	能以成年同样的理解水平理解，按语法规律组成词组（句子）。
词句、组句	可理解简单句和复杂句。如一个人在看电视。一个人吃完饭后看有趣的电视节目。

【知识链接】◆

　　尽量了解相关专业和学科的情况，如儿童整体的发育情况，吞咽和咀嚼能力的发展，是否有吞咽困难，心理方面要注意儿童的性格特点、注意力、社会适应性能力发展、智商等情况。

【案例分析】

　　针对各个年龄可用：语言发育迟缓的症状分类、S-S语言发育迟缓评价法、或用成人的言语量表比如失语评定表、言语清晰度测试、改良Frenchay构音障碍评定方法等。

■ 任务三　语言发育迟缓的康复

案例导入 ◆

　　萱萱，女孩，2 岁 10 个月，足月剖宫产。至今不能说完整的话，只用单字或单个词语表达，如：爸爸、妈妈、爷爷、要、不要等。且吐字不清楚，和人交流常用手指或触摸。经过康复评定，确诊为语言发育迟缓，要进行康复治疗。

　　思　考

　　儿童语言发育迟缓治疗中应注意什么问题？

一、语言发育迟缓的治疗原则

　　评定语言发育状况为治疗的出发点，应注意以下两点：一是在同一阶段内横向扩展，即患儿通过学习已掌握了某一阶段的部分内容，则可以学习这一阶段的其他尚未掌握的内容，并以此为基础逐渐扩展本阶段的学习内容；二是向下一阶段水平纵向上升，如果横向扩展训练患儿已经完成并达到目标，则训练转向以提高下一阶段的能力为目标。例如，肢体语言与手势符号的学习已有成效，则可以提高到言语拓展的内容学习。改善患儿的言语环境治疗是一个动态且持续进行的过程，训练并不限于在治疗室或教室内进行，任何人、任何时间、任何地点均可进行，要有人际互动。

　　言语治疗是医生与患者亲属共同开发的过程，治疗师通过示范及扩展儿童的反应，促发儿童学习；另一方面，应创造条件让儿童在开放而活泼的环境中主动使用、练习新的言语形式。前期要去除、减少、补偿与言语有关联的不良因素。家庭在言语治疗中占有重要的地位，父母应该多给儿童以言语交际的机会，随时随地激起孩子说话的欲望；应鼓励指导父母把儿童的言语训练结合到日常生活活动中，使患儿能在日常生活中应用。

　　个体化训练循序渐进，没有固定模式的训练方法，患儿每人有自己的优、缺点，训练计划与方法也应因人而异。治疗目标为：改变或消除基本缺陷，使之达到正常水平；教会其特别的言语行为，改善异常情况使其尽量正常化；提供补偿性的策略来学习言语及沟通技能。为达到以上目标可采取以下治疗方法。

（一）语言符号形式与指示内容关系的训练

　　1. 训练时要利用各种方法结合玩具等患者感兴趣的教具，使患者能充分注意外界的人与物体的存在，如可在实物上贴上大字标签。

还有注意力的训练：如用能发出声音的微型玩具车等先引起患者的注视，然后训练其对活动事物的持续注意能力。对事物持续记忆的训练：如将患者正在玩的玩具放在毛巾下或箱子中，让其寻找。促进视线接触的游戏：如举高、团团转、逗笑等，通过游戏，增加患者与他人的视线接触，促进意识传递方法的学习。事物的操作训练：从触摸、抓握等单一的操作发展到敲打、拿出等复杂的操作，可利用各种玩具，如搭积木、投环、击鼓等。

2. 训练患者能对日常事物有基本的理解，具有事物的匹配、选择能力，并能听懂事物的名称和要求。事物基础概念的学习训练：通过模仿让患者懂得身边日常用品（帽、杯、电话等）的用途。匹配训练：呈现两个以上示范项，患者就手上的一个物品与示范项中的某一个相关物品进行匹配。选择训练：呈现一个示范项，给患者两个以上选择项物品，针对示范项，让患者在选择项中做出合适的选择。

3. 训练顺序为符号形式获得—言语理解—言语表达。

（1）手势符号训练：情景手势符号训练：方法是在日常的情景及训练的游戏中促进和强化，如在与人告别的情况下，挥挥手表示"再见"，先让患者看着手势，令其模仿；然后从模仿逐渐进入自发产生阶段。

事物和物品之间关系的手势符号训练：利用仿真娃娃进行训练，把仿真的玩具娃娃放于被训练儿童的面前，将帽子、袜子、手套放于娃娃面前，完成后治疗师拍打玩具娃娃的头部再拍打自己的头部，然后说"帽帽"，帮助或诱导儿童选择帽子。袜子、手套用同样方法进行。

手势符号促进语言符号的训练：利用日常生活中出现的场景或治疗室设置的场景，结合儿童的行为进行，治疗师既给予言语刺激同时给予手势符号，并让儿童模仿其手势符号，并将此手势符号固定下来，作为此行为及要求的手势符号。也可利用手势符号作为媒介进行短句练习，如"扔掉废纸"，治疗师拿着废纸走到纸篓前将其扔掉，然后可让儿童模仿，将此短句的顺序固定下来。

（2）语言符号训练：开始可在儿童面前放2～3种物品的图片，治疗师说出物品的名称，请儿童选择，采取用手指指认或用手拿起图片，来进行听理解训练；然后根据儿童进步的情况（注意与记忆）来增加训练图片的数目至3～4或6～9种。语言符号的口语表达训练：表达训练是与语言符号训练同时进行的。对能模仿语言的儿童，应促进其主动口语表达。

（3）扩大词汇量训练：包括名词、动词和形容词的分化与扩大训练。如学习动词"坐"：儿童游戏时，治疗师可在旁做体态语符号（坐在椅子上）和说成人语"坐"，让儿童模仿体态语并引导语言表达；治疗师做"坐"的体态语，把椅子放于儿童面前；治疗师发出成人语"坐"，并训练儿童体态语来表达；治疗师做体态语，并询问"我在干什么呀？"鼓励儿童用语言表达；反复训练，鼓励儿童在日常的生活中用语言（成人语）来表达要求。

（4）两词句的语句训练：例如训练"大小＋事物"，可选用不同大小的鞋和帽子的图片各5张进行训练：在儿童面前放同一事物同一颜色不同大小的两张图片，治疗师问"哪个是大帽子？哪个是小帽子？"让儿童选择，以确定儿童理解语句的能力；并列摆放相同颜色不同大小的鞋和帽子的四张图片作为示范图，用"大的鞋……小的帽子"等的言语刺激让儿童选择相应的图片；互动游戏：治疗师与儿童交换位置，儿童用语言发出指令，治疗师选择相应的图片。三词句的语句训练，例如："哥哥吃西瓜"训练中注意训练语法规则，不能表达称"西瓜吃哥哥"。训练方法综上所述，词句的图卡理解训练可从 1/4 单位选择逐渐过渡至 1/8 单位选择，并注意图片放置的顺序。

（5）语句的顺序逻辑关系与规则训练：例如，句子"猫追老鼠"：①在儿童面前放一张"猫追老鼠"的大图卡，让儿童注意观察大图卡中动物位置关系。②治疗师将图按"猫"+"老鼠"的顺序从左到右排列，并让儿童注意小动物各自的位置；然后让儿童练习排列顺序。③训练儿童口语表达句子。在训练中可多采用有连词、介词等的句子，并鼓励儿童在日常生活中应用已学会的句子，综合练习可用从易到难的看图说话图卡训练。

（二）游戏疗法

游戏治疗能使语言发育迟缓儿童表现出较多有利于社会交往的行为，提高与他人交往的主动性，学习一些基本的社会交往技巧。该治疗可在资源教室进行，每周进行 1~2 次，每次 30 分钟，治疗师在进行游戏治疗前，全天跟踪观察孩子一周，时间从孩子上午进幼儿园到下午离开幼儿园，而且与孩子一同游戏。治疗时应注意以下几点：①良好的咨访关系对游戏治疗取得成效具有重要意义，在第 3 次游戏治疗时，孩子就已经和治疗者建立了良好的咨访关系，能够很快地接受治疗者的引导；②角色游戏对改善孩子社会交往具有突出的作用，角色游戏是虚构性和真实性的独特结合；③选择固定的时间对游戏治疗有重要影响，治疗中要有严格的时间表，在固定时间内，做这一时间内应做的事；④相对固定的游戏伙伴有助于团体游戏治疗的进行；⑤有效的治疗技术是游戏治疗实施的有效保障，应用心理治疗中的共情技术使孩子感受到了治疗者的接纳和关心。

（三）家庭环境

学习语言的过程与生活环境分不开，语言环境调整的根本目的在于改变那些不适合于儿童学习语言的不良环境，从而改善语言学习状况。大部分语言发育迟缓者在学习语言时还表现出许多幼儿的特征，所以家长要考虑适应他们的训练方法和调整相应的语言环境，主要方法有：①改善家庭内外的人际关系，创造一个和谐、温暖、健康的家庭生活环境；②培养健康性格，良好的兴趣和交往态度；③改善教育方法；④帮助改善交往态度、社会关系和行为习惯。

利用游戏的方法
激发幼儿语言

（四）交流态度与交流能力的训练

交流态度与交流能力的训练不需要特殊教材，主要是根据儿童语言发育的水平选用合适的训练项目进行训练，充分引导儿童主动与人交流。可利用符号和指示内容关系的各个阶段训练内容。交流能力训练要根据语言发育的不同阶段进行不同的训练：

1. 语言前阶段 可采用快乐反应来进行抚爱行为形成的训练。如举高高、团团转、逗笑、吹气等游戏导向儿童表现快乐反应的活动。

2. 单词水平阶段 可用容易引起儿童兴趣的玩具，让其能很快理解操作和结果，如鼓槌敲敲、将小球放入小孔内等。

3. 语句水平阶段 在游戏和日常生活中，交换使用身体动作或音声符号来表达自己的要求。如利用系列性图片轮流看图说话、复述故事、故事接龙及角色扮演等活动。患者经过训练后仍不能形成用语言符号表达时，建议使用代偿性交流手段，如文字板、交流板等。

（五）文字训练

对于语言发育迟缓者，可将文字符号作为言语形成的媒介，尤其是文字符号有助于想起音节。

1. 文字字形的辨别训练

（1）几何图形辨别：必须先能够辨别各种图形（10种以上），用形状积木完成训练。

（2）单字字形的辨别：让儿童学习单个文字，如从数个文字中选出制定好的某个文字。最初可选择相似性低的文字，逐渐向相似性高的文字发展。

（3）单词水平的辨别：最初选择字形及字数相似性低的单词训练，让其先看字样，然后从两个字样的单词中选出某个单词，逐渐再进行相似性高的文字辨别训练。如：小一小羊，毛巾。

2. 文字符号与字意的结合训练

（1）字—字匹配训练：给儿童一张文字图片，桌面放数张文字图卡，要求儿童将所拿文字图片与桌面上文字图片进行匹配。

（2）字—图选择训练：给儿童数张文字图片，桌面放一张与数张文字有相应图案的图卡（示范项），进行文字的选择。

（3）字—图匹配训练：给儿童一张事物图片，桌面放数张文字图片，将事物图片与文字图片进行匹配。

3. 文字符号与声音符号的结合训练 在儿童面前放数张文字图卡，治疗师用音声语言说，让儿童指出相应的字、词。进一步让儿童指着图卡的每一个文字与治疗师一同朗读，促进音声语言的表达。对照事物图片，让儿童写出文字，然后一边用手势一边指着文字一边促进儿童用语言发出信号，逐渐做到不看文字也能用语言表达。

二、语言发育迟缓治疗的注意事项

（1）进行一对一训练时，应在安静、宽敞、安全、儿童喜爱气氛的训练室中进行。

（2）集体训练可以在训练室内或室外进行，但要根据训练课题的要求选择合适的场地。

（3）使用的物品尽量放在治疗师手边，以方便完成课题内容。

集体训练促进幼儿
言语交流能力

（4）在训练时最好详细记录训练经过，及时检测训练计划的可行性、训练课题的难易度，及时改变刺激的条件、施行数目，以便尽快达到训练目标。

（5）一次的训练课题设定要注意课题项目的集中持续性，30～45分钟设置2～3个

训练课题为宜，每个课题施行数目在 5～10 次，水平较低、病情较重的儿童施行数目可增加。

（6）根据儿童的言语发育水平、特点，对其语言、行为等以直接介入、直接训练为主。要注意评价结果和训练程序的一贯性，注意语言的三侧面（即形式性侧面—符号形式与指示内容关系、内容性侧面—基础性过程、功能性侧面—交流态度。

【案例分析】

儿童在做训练时要针对年龄性别做不同的训练，要注意 5 岁以下的儿童髓鞘发育尚未完成不能有效集中注意力，在训练过程中要观察患儿情况，单次训练时常尽量不超过半小时，可以运用趣味性更多的方法做训练。

学习检测

1. 语言发育迟缓的治疗目标是什么？
2. 语言发育迟缓的评定内容有哪些？

项目四
构音障碍 ————————————————————

学习目标

1. 掌握构音障碍的定义及治疗方法。

2. 熟悉构音障碍的分类、言语症状及评定方法。

3. 了解构音障碍的常见病因及评定程序。

构音障碍是临床常见的言语障碍的一种，中国康复研究中心构音障碍评定法是目前国内应用较多的评定方法，从构音器官和构音检查两个方面对构音障碍进行评估，对构音障碍的有无、程度、常见类型的分类和治疗有积极的指导意义。文中详细地介绍了国内目前主流的构音障碍训练方法以及国外言语治疗的一些新动向。言语治疗师应掌握构音障碍的定义及治疗方法，构音障碍的分类、言语症状和评定等。

▌ 任务一　构音障碍

案例导入　◆

王某，女，40岁，突发讲话不清1个月余入院。MRI检查显示："脑干梗死"。检查：构音不清，理解正常，伸舌不能，唇活动差，嘴唇闭合无力，软腭抬升差，咽反射差。

思　考 ···

王某有可能出现哪种言语障碍？

一、构音障碍的定义

构音障碍是指由于构音器官先天性和后天性的结构异常，神经、肌肉功能障碍所致的发音障碍以及虽不存在任何结构、神经、肌肉、听力障碍所致的言语障碍，主要表现为完全不能说话、发声异常、构音异常、音调和音量异常和吐字不清，不包括由于失语症、儿童语言发育迟缓、听力障碍所致的发音异常。构音障碍仅表现为言语输出最后阶段的障碍，词义和语法一般正常。构音障碍可以单独发生，也可以与其他障碍同时存在，如构音障碍合并失语症，构音障碍部分患者伴有咀嚼、吞咽和控制流涎困难。构音障碍临床上极为常见，可见于脑血管意外、脑肿瘤、脑瘫、肌萎缩型侧索硬化症、重症肌无力、小脑损伤、帕金森病、多发性硬化症等。也有学者认为构音障碍的发生与个体成长所处的言语环境复杂有关，比如在言语形成阶段被多语种、多方言干扰等。

正常的构音是指自肺产生的气流经过声带的振动后，经由唇、舌、牙齿、上腭、咽喉等构音器官的摩擦或者阻断等动作发出语音的过程。

（一）运动性构音障碍

运动性构音障碍为中枢性构音障碍，是指由于参与构音的相关器官的肌肉系统或神经系统的疾病所致的运动功能障碍，如言语肌肉麻痹，收缩力减弱和运动不协调等。运动性构音障碍根据神经解剖和言语声学特点分为七种类型。

1. 痉挛型（中枢性运动障碍）　多见于脑血管病、假性球麻痹、脑瘫、脑外伤、脑肿瘤、多发性硬化症。体征是自主运动出现异常模式，伴有其他异常运动，肌张力增强，反射亢进，无肌萎缩或废用性肌萎缩，病理反射阳性。言语表现是说话费力，音拖长，不自然中断，音量急剧变化，粗糙音、费力音、元音和辅音歪曲，鼻音过重。

2. 弛缓型（周围性构音障碍）　多见于脑神经麻痹、假性球麻痹、肌肉本身障碍、进行性肌营养不良、外伤、感染、循环障碍、代谢和变性性疾病等。体征是肌肉运动障碍，肌力低下，肌张力降低，腱反射降低，肌萎缩。言语表现是不适宜的停顿，气息音，辅音错误，鼻音减弱。

3. 失调型（小脑系统障碍）　多见于肿瘤、多发性硬化症，酒精中毒，外伤等。体征是运动不协调（力、范围、方向、时机），肌张力低下，运动速度减慢，震颤。言语表现是元音辅音歪曲较轻，主要以韵律失常为主，声音的高低强弱呆板震颤，初始发音困难，声音大，重音和语调异常，发音中断明显。

4. 运动过强型（锥体系障碍）　多见于舞蹈病，肌震挛、手足徐动。体征是异常的不随意运动构音器官的不随意运动破坏了有目的运动而造成元音和辅音的歪曲。言语表现是失重音，不适宜的停顿，费力音，发音强弱急剧变化，鼻音过重。

5. 运动过弱型（锥体外系障碍）　多见于帕金森病体征是运动范围和速度受限，僵硬、由于运动范围和速度受限。言语表现是发音为单一音量，单一音调，重音减少，有呼吸音或失声现象。

6. 混合型（运动系统多重障碍）　多见于威尔森病，多发性硬化症，肌萎缩性侧索硬化症体征是多种运动障碍的混合或合并各种症状的混合。

7. 单侧上运动神经元损伤型　为大脑单侧上运动神经元损伤。辅音发音不清，不规则的发音停顿，语速慢，粗糙或费力音，轻度鼻音化，部分语速快，过度重音或缺少重音变化，音量变低，部分严重病例合并失语症、失用症。

（二）器质性构音障碍

器质性构音障碍是由于构音器官的形态异常导致功能异常而出现的构音障碍。造成构音器官形态异常的原因有：先天性唇腭裂；先天性面裂；齿裂咬合异常；外伤致构音器官形态及功能异常；神经疾患致构音器官麻痹；先天性腭咽闭合不全；巨舌症，其中最具代表性的为唇腭裂。其次为舌系带的短缩。器质性构音障碍主要有：声门爆破音：语音清晰度低，在发某些辅音时，声音似从咽喉部硬挤出，发 [ka] 时，只能听到 [a]。检查音为 [chi]、[c]、[pa]、[ta]、[ka]。喉摩擦音：发音时舌根和咽喉摩擦而形成，无舌尖运动不明显。检查音为 [s]、[ci]、[t]、[d]。咽喉爆破音：语音清晰度低，发音几乎是通过舌根和咽后壁的闭锁和开放来完成。检查音为 [k]、[g]。腭化构音：发音时患者舌背呈卷曲状，摩擦音、鼻音等可出现腭化构音，发"猜一猜"等语句时常听到异常语音。检查音为 [k]、[g]、[c]。侧化构音：气流从患者口腔的一侧或两侧流出，如把 [ki] 发成 [gi]，并听到气流杂音。检查音为 [i]、[sa]、[za]、[j]。鼻腔构音：发音时构音点在鼻腔，把 [gu] 发成 [ku]。在发声时堵住鼻孔，就难以发出声音。检查音为 [i]、[u]。

（三）功能性构音障碍

构音障碍也有功能性的，即构音器官无形态异常和运动功能异常，听力水平正常，言语发育已达到 4 岁以上水平，构音错误已固定化，但找不到原因。功能性构音障碍可能与言语的听觉分辨、语音分辨能力、认知因素有关，大多数病例通过构音训练可痊愈。

【案例分析】

患者经 MRI 检查显示："脑干梗死"。通过对他的构音器官检查：伸舌不能，唇活动差，嘴唇闭合无力，软腭抬升差，咽反射差，且言语不清，但理解力是正常的。通过这些表现判断该患者有可能为运动性构音功能障碍。

■ 任务二　构音障碍的康复评定

案例导入 ◆

　　患者小雨，15岁，男。下颚骨不对称，下颚骨右侧咬合力量偏弱，口腔敏感度低，唇闭合和展唇需辅助，伸舌触及唇边缘，不能伸出，仅有元音 a、e，语音错误多声母省略，韵母扭曲，如：baba 说成 aa。虽然有沟通欲望，却无法正常沟通，经常回家哭闹，拒绝去学校。

思　考 ⋯⋯⋯⋯⋯⋯⋯⋯⋯⋯⋯⋯⋯⋯⋯⋯⋯⋯⋯⋯⋯⋯⋯⋯⋯⋯⋯

应该给小雨做哪些康复评定？

　　构音障碍评定的方法种类较多，我国汉语构音障碍评定法是李胜利等，依据日本构音障碍检查法和其他发达国家构音障碍评定方法的理论，按照汉语普通话语音的发音的特点和我国的文化特点在1991年研制。评定法包括两大项目：构音器官检查和构音检查。通过此方法的评定不仅可以检查出患者是否患有运动性构音障碍和程度，也可用于器质性构音障碍和功能性构音障碍的评定。对治疗计划的制定具有明显的指导作用。此方法由两部分组成，一部分是构音器官检查，包括呼吸、喉、面部、口、硬腭、舌、下颌、反射等功能检查；另一部分是构音评定，包括会话、单词检查、音节复述检查、文章水平检查和构音类似运动检查。该方法对评定构音障碍的有无、程度、分类和治疗有明显的指导意义。

一、按构音器官检查记录表（表4-1）和构音器官检查方法要求进行（表4-2）

表4-1　构音器官检查记录

I 呼吸				
1.呼吸类型：胸腹__胸__腹__ 2.呼吸次数：__次/__分 3.最长呼吸时间：__秒 4.快呼气：能__不能__				
II 喉功能				
1.最长发音时间：__秒				
2.音质、音调、音量				
a.音质异常__	b.正常音调__	c.正常音量__	d.总体程度	e.吸气时发声
嘶哑__	异常高调__	异常过高__	气息声__	无力声__
震颤__	异常低调__	异常过低__	费力声__	粗糙声__
3.音调、音量匹配				
a.正常音调__	b.正常音量__			
单一音调__	单一音量__			
III 面部				

a. 对称__不对称__	b. 麻痹（R／L）__	c. 痉挛（R/L）__	d. 眼睑下垂（R／L）__	
e. 口角下垂（R/L）__	f. 流涎__	g. 怪相：扭曲__抽搐__	h. 面具脸__	i. 口式呼吸__

Ⅳ 口部肌肉

1. 啜嘴	2. 咂唇	3. 示齿	4. 唇力度
a. 缩拢范围正常__ 缩拢范围异常__	a. 力量正常__ 力量减低__	a. 范围正常__ 范围缩小__	a. 正常__ 减弱__
b. 对称缩拢__ 不对称缩拢__	b. 口角对称__ 口角不对称__		

Ⅴ. 硬腭

a. 腭弓正常__高窄腭弓__	b. 新生物__	c. 黏膜下腭裂__

Ⅵ 腭咽机制

1. 大体观察	2. 软腭运动	3. 鼓颊	4. 吹
a. 正常软腭高度__ 软腭下垂（Ⅰ／R）__	a. 中线对称__ b. 正常范围__	a. 鼻漏气__ 口漏气__	a. 鼻漏气__ 口漏气__
b. 分叉悬雍垂 l\R）__ c. 正常扁桃体__ 肥大扁桃体__	b. 范围受限__ c. 鼻漏气__ d. 高鼻腔共鸣__		
d. 节律性波动__ 或痉挛__	低鼻腔共鸣__ 鼻喷气声__		

Ⅶ 舌

1. 外伸	2. 舌灵活度	3. 舔唇左右侧
a. 正常外伸__ 偏移（L／R）__	a. 正常速度__ 速度减慢__	a. 充分__ 不充分__
b. 长度正常__ 外伸减少__	b. 正常范围__ 范围减小__	
c. 灵活__ 笨拙__ 扭曲__		

Ⅷ 下颌

1. 颌张开闭合

a. 正常下拉__ 异常下拉 运动__	b. 正常上抬__ 异常上抬	c. 不稳定扭曲__ 张力障碍性__	d. 下颌关节杂音__ 膨出运动__

2. 咀嚼范围

a. 正常范围__ 减少__

Ⅸ 反射

1. 角膜反射__	2. 下颌反射__	3. 眼轮匝肌反射__
4. 呕吐反射__	5. 缩舌反射__	6. 口轮匝肌反射__

表4-2 构音器官检查方法

用具	检查者指令	方法及观察要点
Ⅰ呼吸（肺）		
无	"坐正，两眼往前看"	患者的衣服不要过厚，较易观察呼吸的类型。观察是胸式、腹式、胸腹式。如出现笨拙、费力、肩上抬，应作描述
无	"请你平静呼吸"	检查者坐在患者后面，双手放在胸和上腹两侧感觉呼吸次数。正常人16～20次／分
无	"请你深吸气后，以最慢的速度呼气"	用放在胸腹的手，感觉患者是否可慢呼气及最长呼气时间，注意同时看表记录时间，呼气时发 [f]、[s]
无	"请你用最快的速度吸一口气"	仍用双手放在胸腹部感觉
Ⅱ喉功能		
无	深吸一口气然后发 "啊"，尽量平稳发出尽量长	1. 不要暗示出专门的音调音量，按评定表中的项目评定，同时记录时间，注意软腭上提、中线位置 2. a. 正常或嘶哑，气息声急促、费力声、粗糙声及震颤 b. 正常或异常音调，低调 c. 正常或异常音量 d. 吸气时发声
无	"请合上我唱的每一个音"	随着不同强度变化发出高音和低音，评定患者是否可以合上，按表中所列项目评定
Ⅲ面部		
无	"请看着我"	这里指的是整个脸的外观，脸的绝对对称很可能不存在，不同的神经肌肉损伤，可具有不同的面部特征：a. 正常或不对称；b. 单侧或双侧麻痹；c. 单侧或双侧痉挛；d. 单侧或双侧眼睑下垂；e. 单侧或双侧口角下垂；f. 流涎；g. 扭曲、抽搐、鬼脸；h. 面具脸；i. 口式呼吸
Ⅳ口部肌肉检查		
无	"看着我，像我这样做（同时示范缩拢嘴唇的动作）"	评定嘴唇：a. 正常或范围缩小 b. 正常或不对称
无	"闭紧嘴唇，像我这样（示范5次），准备，开始"	评定咂唇：正常或接触力量降低（上下唇之间）
无	"像我这样示齿"（示范2次）	观察：a. 正常范围或范围减小 b. 口角对称或偏移
带绒线的纽扣	"请张开口，把这个纽扣含在唇后，闭紧嘴唇，看我是不是很容易把它拉出来"	把指套放在纽扣上，把它放在唇后、门牙之前，患者用嘴唇含紧纽扣后，拉紧绳，逐渐增加力量，直到纽扣被拉出或显出满意的阻力： a. 正常唇力 b. 减弱
Ⅴ硬腭		
手电筒、指套	"头后仰，张口"	把指套戴在一只手的示指上，用另一只手打开手电筒照在硬腭上，从前到后、侧面及四周进行评定，用示指沿中线轻摸硬腭，先由前到后，再由左到右。观察指动：a. 正常腭弓或高窄腭弓 b. 异常生长物 c. 皱褶是否正常 d. 黏膜下腭裂

续表

用具	检查者指令	方法及观察要点
Ⅵ腭咽机制		
手电筒	"张开口"	照在软腭上，在静态下评定软腭的外观及对称性。观察要点： a. 正常软腭高度或异常软腭下垂 b. 分叉悬雍垂 c. 正常大小，扁桃体增生或无腭扁桃体 d. 软腭节律性波动或痉挛
手电筒和小镜子或鼻息镜	"再张开你的嘴，尽量平稳和尽量长的发'啊'（示范至少10秒），准备，开始"	照在软腭上，评定肌肉的活动，并把镜子或鼻息镜放在鼻孔下。观察要点： a. 正常中线无偏移或单侧偏移 b. 正常或运动受限 c. 鼻漏气 d. 高鼻腔共鸣 e. 低鼻腔共鸣，鼻喷气
小镜子或鼻息镜	"鼓起腮，当我压迫时不让气体从口或鼻子漏出"	把拇指放在一侧面颊上，把中指放在另一侧面颊，然后两侧同时轻轻地施压力，把鼻息镜放在鼻孔下观察要点：鼻漏气或口漏气
气球和镜子	"努力去吹这个气球"	当患者企图吹气球时，把镜子放在鼻孔下观察要点：鼻漏气或口漏气
Ⅶ舌		
无	"请伸出你的舌头"	评定舌外伸活动： a. 正常外伸或偏移 b. 正常或外伸缩短，如有舌肌萎缩、肿物或其他异常要做记录
无	"伸出舌，尽量快地从一侧向另一侧摆动（示范至少3秒），开始"	评定速度、运动状态和范围： a. 正常或速度减慢 b. 正常或范围受限 c. 灵活、笨拙、扭曲或张力障碍性运动
无	"伸出舌，舔嘴唇外侧及上下唇"（示范至少3次）	观察要点： 活动充分、困难或受限
Ⅷ下颌（咀嚼肌）	"面对着我，慢慢地尽量大的张开嘴，然后像这样，慢慢地闭上（示范3次），准备好，开始"	把一只手的示指、中指和无名指放在颞颌关节，评定下颌的运动是否沿中线运动或有无异常的下颌运动。观察要点： a. 正常或异常的下颌下拉 b. 正常或偏移的下颌上抬以及不自由的张力障碍性运动弹响或异常突起
Ⅸ反射		
细棉絮	"请睁眼，被检查眼球向内上方注视"	用棉絮从旁边轻触角膜，引起眼睑急速闭合，刺激后闭合为直接角膜反射，同时对侧眼睑闭合为间接反射： a. 被检侧消失，直接反射（+） b. 对侧消失，间接反射（+） c. 反射类型：一侧三叉神经疾患 患侧直接反射（+） 间接反射（-） d. 反射类型：一侧面神经麻痹
叩诊锤	下颌放松，面向前方"	将左手拇指轻放于下颌齿裂上，右手持叩诊锤轻叩拇指，观察其反射有无及强弱程度，轻度咬肌收缩或明显收缩为阳性，无咬肌收缩为阴性

续表

用具	检查者指令	方法及观察要点
叩诊锤	"双眼睁开向前看"	用叩诊锤轻叩眼眶，两眼轻闭或紧闭为阳性；无闭眼为阴性，左右有差异要记录
长棉棒	"仰起头，大张开口"	用长棉棒轻触咽弓周围，呕吐反应为阳性，无呕吐反应为阴性
纱布块	"伸出舌"	用纱布握住舌体突然向前拉舌，突然后缩为阳性，无后缩为阴性
叩诊锤	"口部放松"	轻叩唇周，向同侧收缩为阳性，不收缩为阴性，需要注明左（L）右（R）

二、构音评估

构音评估是以普通话语音为标准音，结合构音类似运动对患者的各个言语水平及其异常的运动障碍进行构音障碍的有无、种类和程度判定，从而找出患者言语中存在的问题和损伤部位的推定，并根据评估结果制定康复计划及评价治疗效果。

通过询问患者的姓名、年龄、职业和发病情况等，观察患者是否可以发声、讲话，音量、音调变化是否清晰，有无气息声、粗糙声、鼻音化、震颤等。一般5分钟左右即可，需要录音。单词检查此项由50个单词组成，根据单词的意思制成50张图片，将图片按记录表中的顺序排好。表中的所有单词和文章等检查项目及记录均用国际音标，无法记录的要尽量用文字描述。检查时首先向患者出示图片，患者根据图片的意思命名，不能自述采用复述引出，边检查边将检查结果记录在表上，采用正确、置换、省略、歪曲等的标记符号和描述方法。通过构音器官的形态和粗大运动检查来确定构音器官是否存在器官异常和运动障碍。常常需要结合医学、实验室检查、言语评价才能作出诊断。另外，病史、交往史、听觉和整个运动功能的检查促进诊断的成立。

表中的所有单词和文章等检查项目均用国际音标，记录也采用国际音标，除应用国际音标记录以外，无法记录的要尽量描述。检查时首先向患者出示图片，患者根据图片的意思命名，不能自述采取复述引出。50个单词检查结束后，将查出的各种异常标记在下一页以音节形式出现的表上，音节下面的第一行数字表示处于前页第一音节的单词号码，第二行（在虚线之下）为处于第二音节的单词号，依次类推，记录方法见表4-3。

表4-3 构音障碍记录方法

表达方式	判断类型	标记
自述，无构音错误	正确	O（画在正确单词上）
自述，无歪曲但由其他音替代	置换	一（画在错误音标下）
自述，省略，漏掉音	省略	／（画在省略的音标上）
自述，与目的音相似	歪曲	△（画在歪曲的音标上）
说出哪个音节	歪曲严重、无法判断	×（画在无法分辨的音标下）
复述引出		（ ）（画在患者复述出的词上）

把患者的构音障碍特点归纳分析，结合构音运动和训练计划进行总结。常见的构音异常如下（表4-4）。

表4-4 常见的构音异常

错误类型	举例	说明
省略	布鞋 [buxie]	物鞋 [wuxue]
置换	背心 [beixin]	费心 [feixin]
歪曲	大蒜 [dasuan]	类似"大"中"d"的声音，并不能确定为置换的发声
口唇化		相当数量的辅音发成 b、p、f 的音
齿背化		相当数量的音发成 z、c、s 的音
硬腭化		相当数量的音发成 zh、ch、sh 和 j、q、x 的音
齿龈化		相当数量的音发成 d、t、n 的音
送气音化	布鞋 [buxie] 大蒜 [dasuan]	铺鞋 [puxie] 将多数不送气音发成送气音 踏蒜 [tasuan]
不送气化	踏 [ta]	大 [da]
边音化		相当数量的音发成 l 的音
鼻音化	怕 [pa]	那 [na]
无声音化		发音时部分或全部音只有构音器官的运动但无声音
摩擦不充分	发 [fa]	摩擦不充分而不能形成清晰的摩擦音
软腭化		齿背音，前硬腭音等发成 g，k 的音

三、构音障碍的评定程序

（一）评定目的

（1）判定构音障碍的有无、种类和程度。

（2）推定原发疾病及损伤部位，评定结果可作为制定治疗计划的依据。

（二）评定顺序

评定包括构音器官评定和构音评定两部分，一般先做构音器官评定，后做构音评定。

（三）评定内容

1. 构音器官的评定

（1）目的：通过构音器官的形态和粗大运动检查来确定构音器官是否存在器官异常和运动障碍。常常需要结合医学、实验室检查、言语评定才能作出诊断。另外，病史、听觉和整个运动功能的检查可为准确地诊断提供依据。

（2）范围：包括肺（呼吸情况）、喉、面部、口部肌肉、硬腭、腭咽机制、舌、下颌和反射九个方面。

（3）用具：压舌板、笔式手电筒、长棉棒、指套、秒表、叩诊锤、鼻内镜等。

（4）方法：在观察安静状态下构音器官的同时，通过指示、模仿，使其做粗大运动并对以下方面作出评定。

1）部位：了解构音器官哪个部位存在运动功能障碍。

2）形态：确认各构音器官的形态是否异常。

3）性质：确认构音器官异常是中枢性、周围性还是失调性。

4）程度：判定构音器官异常的严重程度。

5）运动速度：确认是单纯运动，还是反复运动，是否速度低下或有无节律变化。

6）运动的力：确认构音器官肌力是否低下。

7）运动范围：确认构音器官运动范围是否受限，协调运动控制是否低下。

8）运动的精确性、圆滑性：可通过构音器官协调运动和连续运动判断。

（5）检查说明：做每项检查前应向患者解释检查目的，按构音器官检查记录表检查和构音器官检查方法的要求记录。

2. 构音评定

（1）房间设施要求：

1）房间内应安静，与外界隔音，房内色彩不可过于丰富，没有可能分散患者注意力的物品。

2）光线充足，通风良好，有冷暖设施，放置两把无扶手椅和一张训练桌。

3）患者座椅的高度以检查者与患者处于同一水平为宜。

4）检查时，检查者与患者一般隔着训练台相对而坐，也可以让患者坐在训练台的正面，检查者坐在侧面。

5）为避免患者分散注意力，除非是年幼儿童或有极其严重的亲属依赖症状者，评估室内不得有患者亲属或护理人员陪伴。

（2）检查用具：单词检查用图卡50张，记录表、压舌板、消毒纱布、卫生纸、吸管、鼻息镜、录音机。上述检查物品应放在一清洁小手提箱内。

（3）检查范围：会话、单词检查、音节复述检查、文章水平检查和构音类似运动检查五个方面。

四、构音障碍的康复评定

（一）构音障碍的治疗原则

1. 训练时必须根据个体构音器官及构音评定结果，对患者进行有针对性、有目的性、详细而周密的构音障碍训练，并根据患者训练进展情况及时调整训练内容和方法。

2. 过高过低都会影响训练效果，训练内容要尽可能与患者的生活、年龄、认知水平等相匹配，注意趣味性。

3. 治疗师与患者之间要建立一种互相信任关系。

4. 注意使用强化等行为激励方法。

（二）构音障碍的治疗方法

构音障碍治疗的目的是改善患者构音器官的运动功能，促使患者能说话。治疗一般按呼吸、喉、腭和腭咽区、舌体、舌尖、唇、下颌运动的顺序进行。治疗时要求室内安静，温度适宜，无外界干扰。治疗时的言语要缓慢，语调平稳，声调要低，保持平静、松弛的气氛。治疗多采用一对一治疗。一般情况下一次治疗30分钟为宜。

1. 放松训练　痉挛型构音障碍的患者，通常存在咽喉肌紧张，并且肢体肌肉张力也增高，通过放松肢体的肌肉紧张可以使咽喉肌群相应放松。帮助构音改善的同时可以帮助患者调整情绪。放松部位主要有足、腿、臀部的放松，腹胸和背部的放松，手和上肢的放松，肩、颈和头部的放松。放松训练的目的是鼓励患者通过自身各部位的紧张与放松的对比来体验松弛感。这些活动不必严格遵循顺序，可根据患者的情况，把更多的时间花在某一部位的活动上。如果这些患者在治疗室学会了某些放松的技巧，并能在家中继续练习则非常有益。当患者有所进步时，可鼓励患者用适当的时间做选择性的放松活动。例如，看电视或躺在床上时，做某种放松活动。

2. 呼吸训练 　呼吸气流的量和呼吸气流的控制是正确发声的基础，呼气的适当控制是正确发声的关键，不改善呼吸控制能力就不能改善发音。建立规则的、控制的呼吸能为发声、发音动作和韵律联系打下坚实的基础。呼吸是构音的动力，而且必须在声门下形成一定的压力方能产生理想的发音和构音。

（1）调整坐姿：应做到躯干挺直，双肩水平，头部中立位。如果患儿年龄小又不能坐稳，可将患儿放入坐姿矫正椅中，四周用毛巾垫好，尽量使孩子保持正确的体位进行训练。如果患儿呼气时间短，可采取卧位进行训练。训练时间根据患者的需要及耐受性决定。

（2）训练方法：

1）上臂运动：做上肢外展和扩胸运动同时进行呼吸训练或发声训练。

2）延长呼气时间和增加呼气力量：在呼气末轻压患者腹部。

3）增加气流：可以做吹乒乓球、吹哨子、吹蜡烛、吹纸片、吹羽毛的练习。

3. 构音运动训练 　分析患者的评价结果，可发现构音器官的运动力量、范围、运动的准确性是否正常。首先集中训练运动力量、范围和运动的准确性，随后再进行速度、重复和交替运动练习。

（1）下颌运动训练，当出现下颌的下垂或偏移使双唇不能闭合时，可以用手拍打下颌中央部位和颞颌关节附近的皮肤，不仅可以促进双唇的闭合，还可以防止下颌的前伸。也可以利用手法帮助下颌的上抬，做法是把左手放在患者的颌下，右手放在头部，左手用力协助下颌的上举和下拉运动，逐步使双唇闭合。

（2）舌、唇运动训练，多数脑瘫患儿都有不同程度口唇运动障碍而致发音歪曲或置换成其他音，所以要训练患儿唇的展开、闭合、前突和后缩运动。另外也要训练舌的前伸、后缩、上举和侧方运动等。轻症者可主动完成，重症者可利用压舌板、吸舌器材和手法帮助完成。

吸舌器训练舌头

1）可以利用 Rood 法促进双唇的闭合和舌的运动（用冰棉棒、冰块对面部、口唇和舌进行刺激），每次 1～2 分钟，每日 3～4 次。

2）也可以用刷子快速地刺激（5 次／秒）双唇。

3）还可以用小勺把食物放在双唇前，让患儿用唇将食物吸入口内来训练唇的运动控制，通过变化食物种类加强训练难度。这些运动不仅可以为发双唇音做好准备，流涎症状也可以逐步减轻或消失。

（3）下颌和双唇联合运动先让患者做咀嚼运动，待巩固后，在做咀嚼的同时发声，随后就可以在咀嚼时说单词来进行训练。

（4）软腭抬高运动训练，构音障碍患者常由于软腭运动无力或软腭运动不协调造成共鸣异常和鼻音过重。为了提高软腭的运动能力，可采用以下方法：

1）用力叹气可促进软腭抬高。

2）用"推撑疗法"，即两手掌相对推，并同时发出"啊"音，随着一组肌肉的突然收缩，而其他肌肉也趋向收缩，从而增加腭肌的功能。

3）重复发爆破音与开元音"pa、da"；重复发摩擦音与闭元音"si、shu"；重复发鼻音与元音"ma、ni"。

4）发音时将镜子、手指或纸巾放在鼻孔下观察是否漏气。

4.发音训练

（1）发音启动：

1）呼气时嘴张圆发"h"音的口形，然后发"a"。反复练习后可发不同长短的"h""a"和"ha"。

2）与上述练习相同，做发摩擦音口形，然后发元音口形"su"。

3）当喉紧张出现嘶哑时，可做局部按摩和放松动作，也可让患者处在很轻松的打呵欠状态时发声，还可以训练患者随着"h"的音发音。

（2）持续发音：

1）当患者能够正确启动发音后可进行持续发音训练。一口气尽可能长时间地发元音，用秒表记录持续发音时间，最好能够达到15～20秒。

2）由一口气发单元音逐步过渡到发两个或三个元音。

（3）音量控制：

音量控制呼吸是发音的动力，自主的呼吸控制对音量的控制和调节也极为重要。因此要训练患者强有力的呼吸并延长呼气时间。儿童可以利用声控玩具训练，成人可使用有监视器的言语训练器，患者在发音时观看监视器的图形变化以训练和调节发音的音量。也可指导患者进行如下练习：

1）指导患者持续发"m"音。

2）"m"音与"a""i""u"等音一起发，逐渐缩短"m"音，延长元音。

3）朗读声母为"m"的字、词组、语句。目的是改善呼气和音量，通过口唇的位置变化将元音进行对比，促进元音的共鸣。例如：麻麻雀麻雀飞走了；蜜蜜蜂蜜蜂在花丛中飞舞；木木头木头堆得好整齐啊。

4）为改善音量控制，进行音量变化训练时可数数，音量由小到大，然后由大到小，或音量一大一小交替。在复述练习中，要鼓励患者用最大音量。

（4）鼻音控制训练：

鼻音过重是由于软腭运动减弱，腭咽部不能适当闭合而将鼻音以外的音发成鼻音，在脑瘫患儿中较为常见。治疗师可采用引导气流通过口腔的方法进行训练。

1）鼓腮：深吸气，鼓腮，维持数秒后呼气。

2）引导气流通过口腔：将直径不同的吸管放在口中，进行吹蜡烛、吹喇叭、吹哨子训练。

3）"推撑"疗法：让患者将两手掌放在桌子上向下推或放在桌面下向上推，同时发"啊"音。这样可以增加腭肌收缩和上抬。

4）练习发双唇音、舌后音等：如 [ba]、[da]、[ga]，尤其是舌根音 [ka]，可以加强软腭肌力，促进腭咽闭合。

5）腭托的使用：当重度构音障碍的患者鼻音过重经训练后仍无明显改善时，可以使用腭托。

（5）正音训练及补偿：大部分构音障碍患者表现为发音不清，在评价时有些患者能够正确读字、词，但在对话时单音发音不准确，应把训练的重点放在正音训练上，然后再逐渐过渡到练习字、词、词组、语句朗读。要求患者在朗读和对话时，减慢言语速度，使他们有足够时间完成每个音的发音动作。当患者发单音困难时，治疗师首先应明确患者的舌、唇、颌以及软腭的运动范围、运动力量、运动速度、协调性和准确性的训练已顺利完成，才能进行正音训练。

1）正音训练。正音训练应由易到难，可根据患者个人具体情况来选择，患者发音时照镜子，便于及时纠正自己的发音动作。对于成年患者最好使用真实言语，使患者易于接受，对于治疗师而言，在此阶段语音的建立比词的应用更重要。

①鼓励患者看治疗师的发音动作，练习发 [b] 音。

②双唇紧闭，鼓腮，使口腔内气体压力升高，在发音的同时突然让气体从双唇爆破而出。

③朗读由 [b] 开头的绕口令。例如：白石白又滑，搬来白石搭白塔。白石塔，白石塔，白石搭石塔，白塔白石搭。搭好白石塔，白塔白又滑。

2）补偿技术。发音器官的肌肉无力，运动范围受限或运动缓慢造成一些患者不能完全准确的发音。在此情况下，可以让患者学习发音补偿以便使语音接近正常和能被他人听懂。

（6）言语节奏训练：对构音障碍中存在重音、语调和停顿不当与不协调的现象进行训练，称之为言语节奏训练。训练时可以借助电子琴等乐器让患者随音乐的变化训练音调和音量，也可用"可视语音训练器"。节律训练可以使用节拍器，设定不同的节律和速度，患者随节奏纠正节律异常。

1）重音与节奏训练。节奏和重音相互依存，很难分开，因此在治疗时两者使用共同的方法。

①呼吸控制：可使重音和轻音显示出差异，从而产生言语的节奏特征。

②和节拍朗诵：治疗师用手敲打桌子，患者随着节拍朗读诗歌，可以帮助患者控制言语节奏。

③日常对话中进行重音训练：重音是为了突出语意重点或为了表达强烈情感，刻意用强音量读出想要强调的部分，由说话人的意图和情感决定的。让患者在日常对话中练习重音。

如："谁今天去动物园？"

"我今天去动物园。"（不是别人）

"你什么时候去动物园？"

"我今天去动物园。"（不是明天）

"你今天去不去动物园？"

"我今天去动物园。"（不是不去）

④重音标记后朗诵：治疗师将日常用语或短文标出重音，让患者朗读有重音标记的日常用语和短文，出现错误及时纠正。

2）语调训练。语调是表达者表达情绪和感情的方式之一，训练时先给患者解释不同的感情需要不同的语调表达，然后示范，让患者模仿不同的语调，传递不同的情感。

①可用下列语句练习语调表达不同感情，如兴奋、高兴、生气、失望、鼓励。

如："明天要发工资了，我好兴奋。"

"我放假要回家看奶奶，真开心！"

"孩子有没有乖乖吃饭，我很生气！"

"她居然旷课去玩，真令人失望啊！"

"你是最棒的！加油！"

②练习简单陈述句、命令句的语调，这些语句要求在句尾用降调。

如："学生都在教室里上课。"

"妈妈带孩子到动物园去玩。"

"进来，把门关上。"

"把香蕉递给我。"

③练习疑问句，这些语句要求在句尾用升调。

如："你喜欢游泳吗？"

"这是你爷爷吗？"

"你是警察吗？"

"你是在等人吗？"

（7）口腔知觉训练：正常儿童在发育过程中，会经常将各种不同形状和质地的东西或食物放在口中，通过口腔来感知物体。但脑瘫儿童由于肢体运动功能障碍、吞咽困难及口腔知觉过敏，导致口腔感知物体这方面的体验缺乏。而这种对口中物体形状和质地的辨别能力与构音能力有密切关系。

冰刺激引发
吞咽反射

（8）替代言语交流方法的训练：部分构音障碍的患者，由于言语运动机制受损严重，即便是通过各种手段治疗，言语交流也是难以进行的，为使这些患者能进行社会交流，言语治疗师可根据每个患者的具体情况和实际需要，选择一些替代言语交流的方法，并训练患者如何使用替代交流方法。目前国内常用且简便易行的是使用沟通板，经过训练，患者可通过沟通板上的内容如图画、词句等表达各种意思。画图板是由多幅日常生活活动的画图组成，适用于文盲、半文盲和一些无阅读能力的患者；词板和句子板写有常用

的词和句子，词板和句子板适用于有一定文化程度和运动能力的患者。在训练中，随着患者交流水平的提高，要及时调整和增加沟通板上的内容。目前在许多发达国家已研制并应用一些便于携带和易于操作的交流仪器，还有些具有专门软件系统的计算机也逐步用于构音障碍患者的交流，这些装置有的还可以合成言语声音，而在我国还有待开发。设计沟通板要注意三点：

1）内容：根据患者水平选择沟通板上内容。

2）操作：确定利用本身的哪一部分操作交流系统。常常需要对患者进行全面评定，以充分利用残余功能。例如患者是四肢瘫痪并重度构音障碍，只有头和眼睛可以活动，便可以用"眼指示"或"头棒"来选择交流板的内容。

3）训练和调整：随着患者交流水平的提高要及时调整和增加沟通板上的内容。如患者可以阅读文字时，可以由图片过渡到词语板。

【知识链接】◆

对于存在构音障碍的脑瘫儿童，治疗人员可以使用各种形状的较硬的物体和食物，对其舌和口腔进行刺激，以改善患儿口腔内的知觉，这对构音能力的提高大有裨益。但需要注意的是对认知能力较差的患儿，训练时要注意防止其将训练物误咽。

【案例分析】

构音障碍的评定方法详见构音器官检查记录表和构音器官检查方法。

学习检测

1. 构音器官评估过程中，需要对那些方面进行评估？

2. 痉挛性构音患者如何进行放松训练？

项目五
听力障碍 ————————————————————

学习目标

1. 掌握听力障碍的干预方法，包括成人、儿童的听觉功能评定和康复训练方法。

2. 熟悉听力障碍儿童的早期干预，成人听力障碍预防与干预。

3. 了解助听器的类别与选配方法。

听力障碍别名耳聋，分传导性、感音神经性和混合性聋，可通过行为测听法、纯音听阈检查法、听性脑干反应等进行康复评定，在临床康复中常用的治疗方法包括听觉训练、乐音刺激、辨音训练等。

■ 任务一　听力障碍

案例导入 ◆

李某，男，55岁，游泳导致中耳炎反复不愈，后出现听力下降。

思　考

患者可能出现的听力障碍类型是哪种，有哪些检查方法可以进行检查？

一、听力障碍的定义

听觉是人类重要的感觉功能之一，听力障碍（dysaudia）是指听觉系统中的传音、感音以及对声音的综合分析的各级神经中枢发生器质性或功能性异常，而导致听力出现不同程度的减退。听力学对于听力的轻度减退称为重听（hard of hearing），对于重度听力障碍称为聋（deafness）。而临床又常将二者混同都称为聋。听力障碍会影响语言的获得和表达，儿童在3岁以前或3岁前后由于先天或后天原因导致的双耳重度耳聋可以因为不能通过对声音进行学习而获得语言，这样的人群称为聋哑或聋人（deaf）。正常的听觉功能对于维系人与人之间、人与周围环境之间的相互交流具有重要意义。当人出现听力障碍时，将导致听觉障碍，由此带来学习、社交能力的障碍及患者心理、精神的创伤。

二、听力障碍的分类、病因与检测

听力障碍有多种分类方法，按病变部位可分为传导性、感音神经性和混合性聋；按发生时间顺序分为先天性聋和后天性聋；按与言语功能发育之间的关系分为语前聋和语后聋等。

临床上听力障碍最常用的分类方法是按照耳聋的性质和发生部位划分的三种类型。

儿童保健科开展
听力筛查

1. 传导性聋　发生于外耳、中耳的病变，导致经空气路径传导的声波经鼓膜和听骨链到达内耳时声能减弱，从而导致不同程度的听力障碍，称传导性聋。可导致传导性聋的病因有：外耳、中耳炎症；外伤，异物，肿瘤，先天畸形，某些特殊部位疾病，如耳硬化症、前半规管裂，异物或其他机械性堵塞外耳道异物堵塞、耵聍栓塞等等。

传导性聋的听力学检测为：①音叉测试骨导听力优于气导听力（Rinne 试验阴性，Weber 试验偏向患侧，Schwabach 试验骨导延长）；②纯音听阈测试骨导听阈基本正常，气导听阈提高，各频率气骨导听阈差距 > 10dB；③言语测听显示言语识别率基本正常；④鼓室压图常表现为 B 型、C 型、As 型和 Ad 型等异常图形，分泌性中耳炎伴鼓室积液时鼓室压图常为 B 型；⑤听性脑干反应测听（ABR）可能显示多波潜伏期延长，但波间期正常。

2. 感音神经性聋　内耳毛细胞、血管纹、螺旋神经节、听神经或听中枢的器质性改变，导致声音信息感知、传递或分析过程的障碍而产生的听力减退，称感音神经性聋。感音神经性聋包括感音性、神经性和中枢性聋，分别指由于内耳听觉感受器、听神经和听觉中枢病变所导致的听力障碍，由于临床上不易通过常规测听方法区分而统称感音神经性聋。感音神经性聋的听力学特点是：①音叉试验：气导优于骨导（Rinne 试验阳性，Weber 试验偏向健侧，Schwabach 试验骨导缩短）；②纯音听阈测试：气、骨导听力曲线一致性下降，气骨导差距 < 10dB；③阈上听功能测试：耳蜗病变患者重振试验阳性，即声强的轻度增加可引起响度的异常增加；蜗后病变患者可出现异常听觉疲劳和听觉适应现象；④言语测听时言语识别率降低；⑤鼓室压图基本正常；⑥ ABR 可出现各波潜伏期延长，蜗后病变（如听神经瘤）时，可出现 V 波消失或 I～V 波间期延长，两耳 V 波潜伏期差 >0.4 毫秒。

　　感音神经性聋是临床最多见的听力损失类型。导致感音神经性聋的原因有：①遗传性聋：基因或染色体异常导致。根据遗传方式的不同，可分为常染色体显性、常染色体隐性、X/Y染色体以及线粒体遗传性聋。根据表型差异可分为综合征性和非综合征性遗传性聋，目前已知最多见类型是GJB2基因突变导致的常染色体隐性非综合征遗传性聋，约占所有非综合征性聋的50%。②老年性聋：伴随人体老化出现的听觉器官的退行性改变，机制不明。主要表现为双侧对称性、缓慢进展的感音神经性聋，初期常以高频听力损失为主，逐渐发展为所有频率的听力损失。按照病变发生的部位，老年性聋可划分为多个类型，较常见的有：感音性：表现为内耳毛细胞的退行性改变，数量减少；神经性：耳蜗螺旋神经节细胞数量减少；血管纹性（代谢性）：耳蜗血管纹的萎缩、变性；耳蜗传导性：可能与基底膜硬化有关。③耳毒性聋：指由于药物或长期接触某些化学制品导致的耳聋。临床最常见的是接触氨基苷类抗生素所导致的药物性聋，如链霉素、庆大霉素、卡那霉素、新霉素等。水杨酸类止痛药、祥利尿剂（如呋塞米）、抗肿瘤药物（如顺铂）、抗疟药（如奎宁）等，也是较常见的耳毒性药物。耳毒性聋可在接触有害物之后任何时期发生，并可在停止接触后继续进展。目前发现，氨基苷类药物致聋除与药物毒性和剂量有关外，个体存在线粒体基因缺陷可能是更主要的原因。④噪音性聋：指急性或慢性强声刺激损伤听觉器官而导致的听力障碍。早期噪音性聋典型的听力曲线为4 000Hz的"V"形听力下降，之后波及其他频率，高频听力下降突出。⑤特发性突聋：指突然发生的原因不明的感音神经性聋，可能与内耳供血障碍、病毒感染、膜迷路积水或窗膜破裂有关。部分患者有自愈倾向。⑥自身免疫性聋：多发于青壮年的、双侧同时或先后出现的、非对称性、进行性的感音神经性聋。听力可呈波动性，可伴前庭症状，免疫抑制剂对部分患者有效。⑦创伤性聋：包括由于头颅外伤、耳气压伤或急慢性声损伤导致内耳损害而引起的听力障碍。⑧其他：一些全身系统性疾病，如高血压、糖尿病、动脉硬化，以及一些代谢性疾病，如甲状腺功能低下等，可以导致感音神经性聋。还有一些较常见的疾病，如梅尼埃病、小脑脑桥角肿瘤、多发性硬化症等，也可导致感音神经性聋。

　　3. 混合性聋　听觉传音系统和感音神经系统同时受累导致的耳聋，称混合性聋。混合性聋的听力曲线兼有传导性聋和感音神经性聋的特点，低频区存在明显的气骨导间距，高频区则气骨导听阈均下降。

【知识链接】

　　混合性聋常见于长期慢性中耳炎患者，在鼓膜穿孔、听骨链病变的基础上，由于毒素经圆窗膜进入内耳同时引起感音性聋。耳硬化症后期，在镫骨足板固定的基础上耳蜗功能的损害也会导致混合性聋。

【案例分析】

根据患者的临床表现，考虑患者为传导性听力障碍。具体的检查听力学检测有：①音叉测试；②纯音听阈测试；③言语测听；④鼓室压图；⑤听性脑干反应测听。

■ 任务二　听力障碍的康复评定

案例导入 ◆

患者王某，因听力障碍由康复科收入进行诊治，在诊治前需要给患者作评定。

思　考

针对患者表现，具体评定的方法有哪些？

一、评定方法与标准

（一）行为测听法

选择复合性声源（如拍手、敲击玩具、吹哨子等）进行测试，观察受试者对声音刺激的反应。受试时间可使用秒表进行行为测听。声音给出后根据受试者的反应进行观察，6个月以下的婴儿会出现惊吓反应、听睑反射（又称瞬目反射）；6个月至1岁的婴儿会出现声定位反应，即头转向声源一侧。由此可以粗略判断患儿对声音的敏感性，是一种粗略筛查听力异常的方法。测试时应避免受试者接触或看见声源物品。可用手帕或毛巾将测试工具掩盖进行测试。

（二）纯音听阈检查法

纯音是指一种仅具有单一频率、固定阈值成分的声音。应用于纯音听力测试的纯音信号，其升、降时间为15～25毫秒，全时程为1～2秒。纯音听阈测试是主观测听法之一。听阈是指在规定条件下，给以特定的声信号，测试中，能察觉一半以上次数的最小声压级或振动力级的声音。纯音听阈测定是目前唯一能准确反映听敏度（听力损失程度）的行为测听法。

其条件是经过严格训练的测试人员进行测试，有符合标准的隔音室及符合GB 7341-87规定标准的纯音听力计。进行听阈测试结束之后，通常将每一纯音听阈的dBnHL记录于听力图上，频率间之气导阈用线连接，无反应之频率可不连接，骨导可用虚线连接。如左右耳的听阈画于同一听力图上，则右耳用红色，左耳用蓝色。左耳的符号画在右耳符号之内。目前以纯音听阈测试结果来评定听力障碍或听力残疾的分类尚无统一的标准，常用的分级法是 Clark 对 Goodman 修正的分级法则，其法是根据 500 Hz、1 000 Hz、2 000 Hz 听阈之平均值进行分级。

测试的结果要进行分类，听力图的分类根据纯音听图分为：①传导性听力损失：气导阈提高，骨导阈正常，气骨导差值大于 10 dB。②感音神经性听力损失：气导、骨导阈皆提高，无气骨导差值（同于气导及骨导输出强度在听力计校准时容许有 3 ～ 5 dB 之误差，故气骨导之差值大于 l0 dB 才认为存在着气骨导差值）。③混合性听力损失：气导阈及骨导阈皆提高，但存在着气骨导差值。根据各频率纯音听阈损失情况，听力图可分为平坦型，缓降型，显降型，陡降型，上升型，槽型或称谷型，切迹型及山型。一种对缓降及陡降的分型的标准是：1 000 Hz 与 4 000 H：如小于 40 dB 则为缓降型，大于 40 dB 为陡降型。

（三）听性脑干反应

用瞬态声（短猝音）作为刺激声，给声后从受试者头皮记录出一组电波；最多由 7 个反应波构成。测试原则和刺激强度遵循从高到低，直至反应波完全消失。反应波最后出现的强度要重复测试。真正的反应波有良好的可重复性。初始测试强度在 70 dBnHL 左右，直至引出清晰的 I、III 和 V 波，则降低刺激强度，否则增加刺激强度。这些反应波来源于听神经和脑干与听觉有关的神经核团。所以被命名为听性脑干反应（ABR）。其他名称：听觉脑干诱发电位、脑干听觉诱发电位、脑干电位、电反应测听等。

结果判定诱发电位中，用来评价听阈水平的理想成分必须有以下特点；图形稳定，容易记录，在接近正常的行为听阈时仍可以记录到；在各年龄段呈现的波形都容易被辨认；在正常听力者，ABR 的 I、III、V 波的引出率为 100%。只有 V 波具备上述特点。

上述因素中从耳蜗开始，到兴奋达各个听觉神经核团所需时间是构成潜伏期主要部分。这个过程与刺激声强度、刺激声频率特性、性别以及听力损失程度有关。由于波的起点有时不易判断，所以临床上都是测量波的顶点与测试声触发点的时间间隔，这种潜伏期是峰潜伏期。诱发电位反应波的最大特点就是潜伏期相对稳定，总是在给声后某一时间出现。在正常听力的年轻人，70 dBnHL 短声引出的 I 波潜伏期在 1 ～ 2 毫秒之间；III 波为 3 ～ 4 毫秒；V 波为 5 ～ 6 毫秒，如果与此相差过大则为异常。除潜伏期外，波振幅也是判断是否引出反应波的重要依据。但由于不同个体之间波振幅可有较大差异，所以临床上不做反应波绝对振幅测量。但对同一个体来说，如果前后测试结果波振幅改变较大，要分析原因。

V 波的特点：在正常听力成人，V 波是振幅最高的波，而且有一个明显的负波（向下）。各波的潜伏期随刺激强度降低逐渐延长。各波的振幅随刺激强度降低逐渐减小直至消失。影响 ABR 结果的主要影响因素为受试者状态，越安静越好，所以测试最好在受试者睡眠下进行，因为睡眠时肌电明显降低。电阻：极间电阻要在 10 kΩ 以下，越低越好。叠加次数，测试状态不理想时增加叠加次数，最多可达 4 096 ～ 5 210 次。周围环境影响，避免与电磁波发生源相邻。

（四）辅助检查

实验室检查要对脑脊液、血常规、血电解质、血糖、尿素氮等进行必要检查。另外就是耳鼻喉科检查及听觉检查、颅底部摄片、头颅 CT 及 MRI 检查等。

（五）鉴别诊断

1. 听神经瘤　成人多见，患者发病缓慢，听力以进行性减退，为感音性耳聋，无复聪现象；常有其他脑神经受损的症状。

2. 脑干病变　脑干的血管性及肿瘤病变，眩晕症状持久，常有眼震、听力减退及其他神经系统的相关体征。

3. 耳蜗神经药物中毒性损害　儿童及青少年多见，引起蜗神经损害的药物较多，但是各种药物对于耳蜗神经损害的程度与部位不尽相同，有些偏重于耳蜗，有些偏重于前庭，或两者都有。硫酸链霉素、庆大霉素主要影响前庭；新霉素、卡那霉素及万古霉素则影响耳蜗，其中新霉素影响耳蜗程度最严重；磺胺类药物则可引起听力减弱及耳鸣，但如果出现前庭症状，则听力障碍将难以恢复；水杨酸类药物在服用过量或药物过敏的患者中可导致听力减退，主要使耳蜗螺旋神经节细胞变性，损害程度轻，较容易恢复。

4. 常见导致传导性听力障碍的疾病　多数听力缺陷是后天传导性的听力丧失，多与中耳炎及其后遗症有关。

【知识链接】◆

纯音听阈检查法可以测定听力损失的类型（传导性，感音神经性或混合性），确定听阈提高的程度，观察治疗效果及病程中的听阈变化。

【案例分析】

评定的方法有：行为测听法，纯音听阈检查法，听性脑干反应。行为测听法是选择复合性声源（如拍手、敲击玩具、吹哨子等）进行测试，观察受试者对声音刺激的反应。可以粗略判断患儿对声音的敏感性，是一种粗略筛查听力异常的方法。测试时应避免受试者接触或看见声源物品。可用手帕或毛巾将测试工具掩盖进行测试。纯音是指一种仅具有单一频率、固定阈值成分的声音。纯音听阈测定是目前唯一能准确反映听敏度（听力损失程度）的行为测听法。用瞬态声（短猝音）作为刺激声，给声后从受试者头皮记录出一组电波；最多由 7 个反应波构成。测试原则和刺激强度遵循从高到低，直至反应波完全消失。反应波最后出现的强度要重复测试。患者可用纯音听阈检查法或听性脑干反应两种方法之一。

任务三 听力障碍的康复治疗

案例导入

张某，女，76岁，主诉：听力逐渐下降2年余，沟通交流障碍。病症为两年余双侧听力下降对称性缓慢进展，影响正常的工作和生活。

思 考

1. 张女士的诊断是什么？

2. 张女士是否应佩戴助听设备？助听器选配的注意事项有哪些？

一、听觉训练

听觉训练的基本原则是要尽早利用残余听力，最大限度地提高对日常多种声音的辨认、区别和理解的能力，使听力障碍患者能够尽早地重新回到有声的世界。对听力障碍者进行听力训练，就是要根据听力状况、智力以及语言发展水平，听觉言语功能康复是听力障碍患者早期康复教育的重要基础。

（一）声刺激

1. 训练场所 训练时要有良好的训练场所，可应用多媒体教学辅导系统、语言功能障碍诊治仪；也可根据自身条件采用吹哨子、吹喇叭等乐器高频、大音量器具进行训练。多媒体辅助听觉学习系统是在传统听力训练的基础上发展起来的。它是运用高科技影像画面，逼真的声音和独有的优势，吸引着好奇心强的听力障碍儿童。

2. 训练的目 唤醒听力障碍儿童听觉，培养听力障碍儿童注意声音的良好习惯。

3. 训练方法

（1）每日分时段、坚持让听力障碍儿童听高强度声音：不论听力障碍儿童对声音有没有反应，都要坚持每日用大声反复刺激听觉器官。每次几分钟或十几分钟不等，循序渐进。训练之后，间隔10分钟再进行下一轮的训练，避免引起听力障碍儿童的疲劳和厌学。若听到这样的声音听力障碍儿童在表情上有所表现，就可以适当地降低强度了。

（2）玩捉迷藏游戏：治疗师让几个孩子分别躲藏好，然后发出声音，再让寻找的患儿根据听到的声音去寻人。为了提高患儿学习的兴趣，可以要求被找着的小朋友表演一些节目，或者让其发出很响亮的叫声。

（二）乐音刺激

1. 训练用具　多媒体治疗仪中的录音程序、音乐 CD、MP4 播放器、ipad 等。

2. 训练目的　让听力障碍儿童充分使用残余的听力，尽量多接受来自外界的声音刺激，尽可能地帮助其能够生活在有声世界中。

3. 训练方法

（1）听音乐、歌曲：训练者可以和听力障碍儿童一起听音乐、歌曲，但并不一定要求听力障碍儿童全部能够听到、听懂。乐音刺激训练包括三部分：乐音感受训练、乐音活动训练以及乐音欣赏训练。不管是哪一种训练，都要求听力障碍儿童尽量利用自己的残余听力。而且也要利用孩子的触觉等其他感觉器官的功能。而且，这三项训练内容应该有机地结合在一起。让听力障碍儿童跟随乐曲拍手、跺脚、点头等，开始训练时，治疗师应带领听力障碍儿童进行训练，促进听力障碍儿童能够单独进行。

（2）击鼓传花游戏：让听力障碍儿童围坐在一圈，音乐开始时，按照节奏传递物件。音乐停，传递也停止。物件传到谁的手上，谁就要受罚。受罚的项目可以是儿童语言训练内容的一小部分。

（三）辨音训练

在噪声刺激训练和乐音刺激训练基础上进行辨音训练。让患儿分辨自然界各种动物的叫声（可鼓励进行模仿）、不同物体发出的声音、各种交通工具的声音；分辨多种乐器发出的不同声音等。分辨的声音越多越好。

1. 辨别声音的有无　通过游戏的方式让听力障碍儿童辨别声音的存在。可以让听力障碍儿童听到声音跳一跳，或者往盒子里放一颗珠子等。这不仅能够训练听力障碍儿童的听力，而且还能训练患儿的动作协调功能。

2. 辨别声源　利用能够发出声音的物体以及通过预先录制的声音进行训练。比如游戏训练"什么东西在响"。训练开始时，治疗师先出示能够发出声音的物体，在患儿面前敲击，然后问听力障碍儿童是否听见声音，如果听见了就举手。也可以同时教听力障碍儿童说出物体的名称，比如说"钟"，同时看"钟"的图片。

3. 辨别声音的数量　要求听力障碍儿童能够辨别声音有几声。训练中所呈现的声音可以是断续的，让听力障碍儿童记住共发出了多少个声音。遵循从易到难的原则。开始阶段，用玩偶代表一个声音，治疗师在一个声音出现的同时出示一个玩偶，有多少个声音就出示多少玩偶。然后让听力障碍儿童看看到底有多少个玩偶，再让听力障碍儿童听一遍，感受声音的多少。最后可以分别发出数量不同的声音，让听力障碍儿童进行辨别。

4. 辨识声音的远近　治疗师以离听力障碍儿童不同距离的位置发出同样强度的声音，然后让听力障碍儿童辨别声音的远近。也可以采用生活中的声音，录制从远处开来的火车或近处行驶的汽车所发出的不同声音，进行分辨。

5. 辨别声音的高低　选用发出不同频率声音的器具，辨别声音的高和低。声音辨别训练是为进一步训练音声语言打基础，训练要循序渐进。

（四）训练的注意事项

1. 声音刺激丰富多彩　要让听力障碍儿童感受丰富多彩的声音，无论是自然声响还是言语声。要注意在音调、音强、音长、音质等方面有丰富的变化，让听力障碍儿童认识多种多样的声音，切忌单调的声音。在讲故事的时候，有时用尖细的声音模仿小鸟；有时用低沉的声音模仿大象。

2. 多听有意义的声音　听觉训练应与日常生活相结合，让听力障碍儿童多听有意义的声音。在听觉训练时，不要总是敲击物体发出声响，应让他们多感受有实际意义的声音，让他们把各个声音和相应的事物联系起来。如电话铃声、流水声、敲门声、交通工具的声音等。

3. 注意语句的完整性　在康复训练或日常生活中，成人不要主观上认为听力障碍儿童能力水平达不到，所以总是把稍长的句子分成两半说，这样会局限听力障碍儿童听觉和语言水平的提高。在听力训练中，应根据听力障碍儿童的听力水平，有意识地延长句子长度或增加听辨的词汇数量，以逐渐提高其听觉记忆水平和对语言整体的理解水平。

4 长期坚持听觉训练　听觉训练应每日进行。听觉训练和语言训练一样，是一个长期的任务，在对听力障碍儿童刚开始康复训练时，可安排多一些听觉训练活动；当他们学会聆听，能够较好地运用残余听力时，听觉训练的时间可减少一些，但不能完全取消，可以与语言教学灵活地结合起来。

二、聋儿构音训练

构音训练目的是通过训练，培养听力障碍儿童口部的张、闭合能力，为发音做好准备。主要通过舌位进行，可进行口腔训练、舌位训练、鼻音训练、口唇部肌肉力量的训练等，让听力障碍儿童在大量听力训练的基础上，借助视觉、触觉等帮助进行训练。

（一）训练方法与提示

（1）开始练习时，治疗师要先做示范，帮助听力障碍儿童了解张大嘴的活动过程。

（2）要求听力障碍儿童在训练时，保持轻松愉快的情绪，可以在音乐的伴奏下进行。

（3）利用双手（手指打开收拢）与嘴的张闭合同步。

（二）训练时聋儿容易出现的问题

（1）上下唇自然开合无力。

（2）张开大嘴时，舌头乱抖动。

（3）嘴张开时，上下唇非常紧张，双唇呈紧收状态。

听力障碍儿童起音不正常，特别是出现较多见的硬起音时，除通过听觉进行纠正外，还可帮助听力障碍儿童通过一些发音来锻炼声带起振进行训练，元音发音时气流通过口腔，不受阻碍，声带振动。发音时可让孩子摸大人的喉结，让孩子感受到声带的振动。

三、言语语言训练

（一）呼吸训练

呼吸训练其目的是帮助听力障碍儿童个体在自然呼吸的基础上，学会自主控制呼吸和言语呼吸的方法，养成正确的言语呼吸的习惯和能力。是以训练腹式呼吸、强调膈肌呼吸为主的训练方法。以改善异常呼吸模式，有效减少呼吸辅助肌的使用，达到改善呼吸效率，降低呼吸能耗的目的。

（二）发音训练

发音训练是指听力障碍儿童对声音有了一定的认识后，通过发音的诱导逐步掌握正确的发音部位和发音方法，进行正确的发音。多数听力障碍儿童的发音器官并没有器质性病变，由于缺乏锻炼，不懂得如何发出声音，有的相对不够灵活或有一些发音的错误习惯。发音训练的目的是帮助听力障碍儿童掌握正确的发音方法，形成良好的发音习惯。具体内容可分解为：

1. 发音诱导准备训练（肩颈部放松训练、构音器官放松训练、发音器官放松训练、口腔唇齿部位的训练）。
2. 起声训练（自然起声感知训练、目标音起声感知训练）。
3. 发声功能训练。
4. 构音功能训练。
5. 语音能力训练。
6. 拼音训练。

（三）言语交流训练

言语交流训练是指利用听觉训练、说话训练、语言知识训练的基础，训练听力障碍儿童个体听话和说话的一些规则和技巧的使用，如交际的兴趣、如何提问和如何回答、控制音量、配合仪容和体态、表达出来的意思有连贯性和逻辑性等。目的是培养听力障碍儿童个体的交往意识，鼓励用一切交往方式，逐步掌握交往的基本技能，在交往中巩固和发展语言，更好地进行言语交流。

（四）其他训练方法

1. 药物治疗　目前缺乏肯定治疗听力障碍疗效的药物。根据临床适当给予 B 族维生素、血管扩张药（地巴唑、烟酸、钙离子通道阻滞药等）进行药物的治疗。
2. 心理康复　正确面对现实，选择行之有效的办法去康复听力障碍儿童，让其走出无声世界，步入正常的社会环境。
3. 物理因子治疗　超声波、肌电刺激，神经生物反馈治疗都可以取得一定的疗效。
4. 传统康复　中医针灸也有一定的疗效；此外可适当进行高压氧治疗。

（五）助听器的使用

助听器是为了帮助听力障碍患者聆听声音的助听放大设备。助听器由麦克风、放大器、耳机、电源、音量控制开关等部分构成。

根据助听器的使用范围，分为集体助听器和个体助听器。集体助听器主要用于集体教学、野外教学及电化教学等方面，多设于各级听力障碍儿童康复机构和学校以及个别的影视中心等场所。个体助听器依其外观和佩戴位置又分为盒式助听器、耳背式、耳内式、耳道式、完全耳道式、眼镜式、骨导式助听器。其中耳背式、耳内式、耳道式、完全耳道式和眼镜式助听器又称为耳级助听器，耳级助听器较其他类型的助听器更接近生理状态。

依芯片中信号处理技术的不同，分为模拟助听器和数字助听器；从放大原理的角度来看，有线性助听器和非线性助听器之分；根据助听器的最大声输出不同，可将其分成小功率、中功率、大功率及特大功率四类。另外，还有多通道助听器、编程助听器、定制式助听器、双耳助听器、移频助听器、一次性助听器、植入式助听器等。

1.儿童听力障碍者　儿童听力障碍者确诊后应尽早验配助听器；尽管是轻度听力损伤，也要重视听力补偿，以避免影响到言语的发展，适合助听器验配的听力损失程度为轻度到重度。

2.成人听力障碍者　尤其是语后聋患者，一经确诊应及时验配助听器，以提高生活质量，适合助听器验配的听力损失程度为中度到重度。

3.重度以上听力障碍者　重度以上听力障碍者在验配助听器效果甚微或无效时可考虑人工耳蜗植入。如手术条件暂时不具备，也应及时选配特大功率的助听器，以保证能够接受声音刺激，提高听觉敏感性。

4.双耳听力障碍者　双耳听力障碍者原则上需双耳验配助听器，如受条件限制也可单耳验配，但应向患者指出单、双耳验配的优缺点。

5.单耳验配助听器原则　一般双耳听力损失均 < 60 dB，选择听力差的一侧验配；双耳听力损失 > 60 dB，选择听力好的一侧验配；双耳听力损失相差不多，选择听力曲线较平坦的一侧；日常惯用耳优先也是单耳验配时应考虑的因素。从理论上讲，任何一位听力损失患者均可能成为助听器的使用者，应遵循早诊断、早佩戴的原则，宣传助听器验配知识，帮助患者正确建立适当的期望值，得到患者的知情同意，以及验配助听器后能够进行正确的适应性训练，对提高助听器补偿效果是非常重要的。应注意以下几个方面：

（1）综合听力学评估主要内容为询问病史、耳科常规检查、听力测试、耳聋诊断与鉴别诊断。

（2）助听器验配包括助听器选择、耳模配制、助听器调试、适应性训练及助听听阈测试等。

（3）效果评估。通过实施家长和教师满意度问卷、助听听阈测试、林氏六音测试等对助听效果进行评估。

（4）跟踪随访包括听觉语言康复指导及听能管理等内容。

（5）助听效果分析。为了使助听效果评估达到量化，早在 20 世纪 80 年代，日本的听力学家、数理博士恩地丰教授和中国聋儿康复研究中心高成华教授把正常人长时间平均会话声谱用于听力障碍者的助听器验配，并以此为依据作为临床助听效果评价标准。随着听力学的发展和助听器验配技术的进步，临床助听效果评价方法不断得到完善。孙喜斌于 1993 年提出了中国聋儿听觉能力评估标准，同年通过专家鉴定并在聋儿康复系统内试行。在听觉能力评估标准中提出了数量评估法和功能评估法。验配助听器后，对无语言能力的听力障碍儿童采用以啭音、窄带噪声及滤波复合音为测试音的数量评估法。对有一定语言能力的听力障碍儿童选择用儿童言语测听系列词表，通过在安静环境中及有背景声的环境中言语识别得分来判断助听效果，用这种评估方法可了解听力障碍儿童听觉外周至中枢听觉径路全过程情况，所以把这种评估方法称为听觉功能评估法。目前这两种方法均用于助听器验配临床效果量化评估。

助听器选配时应去正规的医疗机构，并对听力做一次全面检查，用电测听等仪器准确地评价出耳聋的程度，如果当地没有相应条件的医疗机构，听力损失程度与助听器功率的选配可按口语试验来估计。

【知识链接】◆

多媒体教学应用：可触摸式屏幕可调动听力障碍儿童的动手和模仿能力，由动至静的动画设计画面激发听力障碍儿童的学习兴趣和主动性，使听力障碍儿童听觉训练效果加强。

【案例分析】

1. 根据患者表现诊断为听力障碍。

2. 对于语后聋患者，一经确诊应及时验配助听器，以提高生活质量，适合助听器验配的听力损失程度为中度到重度。助听器选配时应去正规的医疗机构，并对听力做一次全面检查，用电测听等仪器准确地评价出耳聋的程度，如果当地没有相应条件的医疗机构，听力损失程度与助听器功率的选配可按口语试验来估计。

学习检测

1. 简述听力检查的方法。

2. 听力障碍儿童的构音训练包括哪几部分内容？

项目六

腭裂 ——————————————————

学习目标

1. 掌握腭裂的定义、腭裂的分类、腭裂的语音表现。

2. 熟悉腭裂的分类、腭裂的临床表现。

3. 了解腭裂的评价、腭裂的治疗。

面部是一个人极为重要的标记，人与人交流时，首先注意到的就是一个人的脸。面部是人体裸露在外的部位，又是表情的具体显露部位。腭裂是先天畸形，腭裂导致的发音不清，会直接影响到人际交流的效果。

■ 任务一　腭裂的定义和语音表现

案例导入 ◆

　　患儿，女，3岁8个月，左侧完全性唇腭裂。病史5个月时接受唇裂手术，1岁半接受腭裂手术。语音表现：中度的高鼻音，无明显鼻漏气，严重的喉塞音，除了 /m/，/n/ 以外，几乎所有的辅音均为鼻咽构音替代。

　　思　考 ·······················

　　1. 患儿诊断是什么疾病？

　　2. 患儿是否出现构音障碍？

一、概述

（一）腭裂的定义

腭裂是口腔颌面部最常见的先天性畸形，发病率在 1‰～ 2‰，因为胎儿第 6 周至第 12 周，硬腭、软腭未能正常的发育融合，以至出生时遗有长裂隙。可单独发生也可与唇裂同时伴发，常有典型的面部外观（图 6-1）。腭裂不仅有软组织畸形，大部分腭裂患者还可伴有不同程度的骨组织缺损和畸形。他们在吮吸、进食及语言等生理功能障碍方面远比唇裂严重。由于颌骨生长发育障碍还常导致面中部塌陷，严重者呈碟形脸，咬合错乱（常呈反颌或开颌）。因此，腭裂畸形可造成多种生理功能障碍，特别是语言功能障碍和牙咬合错乱，对患者的日常生活、学习、工作均带来不利影响，也容易造成患者的心理障碍。

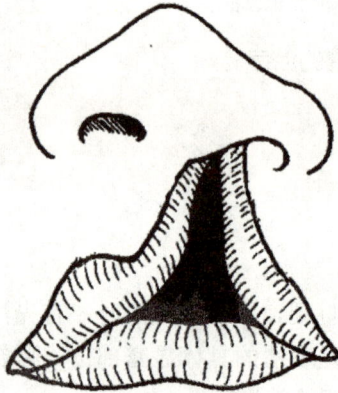

图 6-1　腭裂

（二）腭裂的分类

根据硬腭和软腭部的骨质、黏膜、肌层的裂开程度和部位，多采用下列的临床分类方法：

1. **软腭裂**　仅软腭裂开，有时只限于腭垂。不分左右，一般不伴唇裂，临床上以女性比较多见（图 6-2）。

2. **不完全性腭裂**　称部分腭裂。软腭完全裂开伴有部分硬腭裂；有时伴发单侧不完全唇裂，但牙槽突常完整。本型也无左右之分。

3. **单侧完全性腭裂**　裂隙自腭垂至切牙孔完全裂开，并斜向外侧直抵牙槽突，与牙槽裂相连；健侧裂隙缘与鼻中隔相连；牙槽突裂有时裂隙消失仅存裂缝，有时裂隙很宽；常伴发同侧唇裂（图 6-3）。

4. **双侧完全性腭裂**　双侧唇裂同时发生，裂隙在前颌骨部分，各向两侧斜裂，直达牙槽突；鼻中隔、前颌突及前唇部分孤立于中央。除上述各类型外，还可以见到少数非典型的情况：如一侧完全、一侧不完全；腭垂缺失；黏膜下裂（隐裂）；硬腭部分裂孔等（图 6-4）。

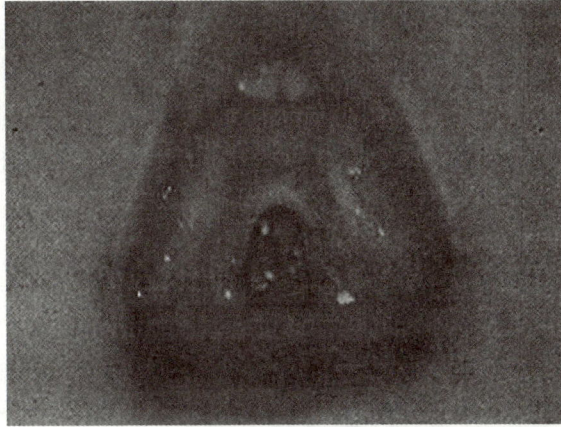

图 6-2 软腭裂

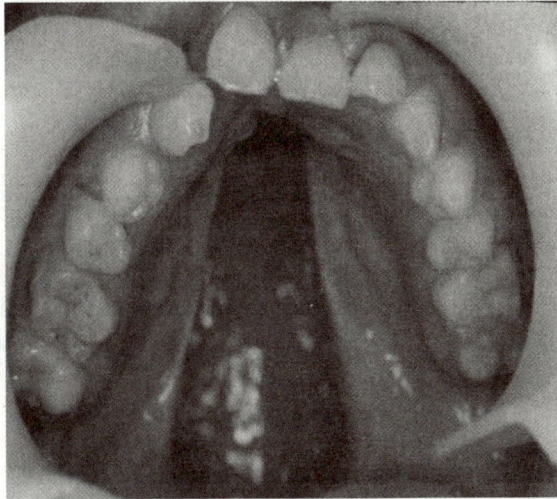

图 6-3 单侧完全性腭裂

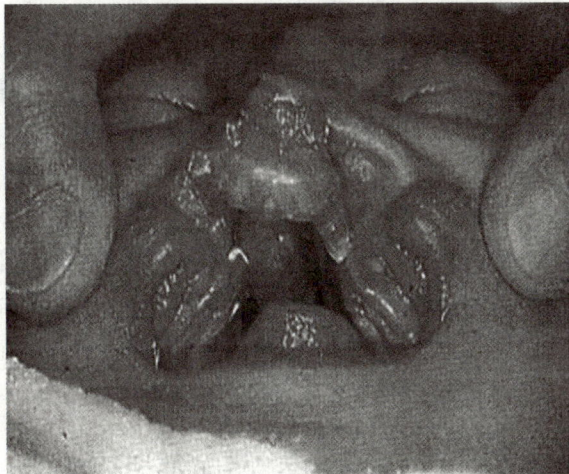

图 6-4 双侧完全性腭裂

（三）腭裂的程度

腭裂分度法，即将其分为Ⅰ度、Ⅱ度、Ⅲ度。Ⅰ度裂，只是悬雍垂裂；Ⅱ度裂，部分腭裂，但未裂至切牙孔，根据裂开部位又分为浅Ⅱ度裂（仅限于软腭）和深Ⅱ度裂（包括一部分硬腭裂开）；Ⅲ度裂，全腭裂开，由悬雍垂至切牙区，包括牙槽突裂，常与唇裂伴发。

（四）腭裂的临床问题

1. 解剖形态的异常　软硬腭完全或部分由后向前裂开，使腭垂一分为二。患者还可伴有牙列的异常和上颌骨发育的异常。

2. 进食功能障碍　由于患儿腭部裂开使口腔和鼻腔相连通，口腔内不能形成负压，造成婴儿无力吸吮母乳，导致喂食时间增长、摄入量减少、呛咳和鼻腔反流，严重的可以出现营养不良以及体重过低等表现。

腭裂幼儿专用奶瓶

3. 中耳疾病　由于腭裂引起的腭部肌肉功能异常造成耳咽管功能障碍，患儿易出现分泌性中耳炎，造成听力下降，严重者会导致永久性听力损失。

4. 腭咽闭合功能不全（velopharyngcalinsufficiency，VPI）　是指在语音活动时，由软腭、悬雍垂、咽侧壁和咽后壁的相互运动，共同关闭鼻咽腔的过程不能完成。腭咽关闭不全仅仅遗留 10 ~ 20 mm 的缺口即可影响正常言语产生，腭咽功能不全的原因可以是腭咽口结构异常（包括腭裂、深鼻咽腔、短软腭等），也可以是神经功能障碍和学习发音方法不当。是影响腭裂患儿语言清晰度的一个主要原因，患儿形成的这种特殊语音又称为是腭裂语音。

5. 先天性腭咽闭合功能不全（congenital velopharyngeal insufficiency，CVPI）　先天性腭咽闭合功能不全是一种常染色体显性遗传性疾病，发病率约为 1/8 000 ~ 1/5 000。其主要临床症状是没有明显的解剖异常，但在口腔检查中，可发现此类患者有软腭过短过薄，或咽腔深于正常，或软腭、咽侧壁没有动度，以至于发音时，不能达到足够的腭咽闭合，气流自鼻腔溢出，形成以严重过度鼻音为主的语音障碍，影响其言语清晰度。由于 CVPI 患者的口腔和颌面部无明显的解剖异常（可伴黏膜下隐裂或悬雍垂裂），常常延误了最佳治疗时机。由于 CVPI 的临床表现较复杂，又常伴全身的先天性畸形，最常见先天性心血管疾患，有些患者常伴有智力发育低下，他们的 IQ 值一般在 55 ~ 87 之间。患者可以既有严重的过度鼻音，又有典型的 CVPI 面容，即：眼细小，内眦间距过宽，眶下扁平。头颅侧位片能较客观地评价腭咽部的形态，同时能观测和评价发音时软腭和咽后壁的间隙，是较好的检查先天性腭咽闭合功能不全的方法。目前将 CVPI 主要分为两类，第一类，可见黏膜下裂的三联征，硬腭后切迹、悬雍垂分叉和软腭肌层不融合的一种或多种表现；第二类，视诊无腭异常，影像学检查可以发现腭咽区异常，软腭过短或过薄，由颈椎或颅板发育异常而引起的咽腔过深。

6. 黏膜下腭裂　腭黏膜下裂又称腭隐裂，这是先天性腭裂中的一种，即腭部的口腔与鼻腔侧黏膜完整、肌肉附着异常的先天畸形。腭隐裂的三大特征，即悬雍垂裂、软腭

肌肉在中线不连续及硬腭中线切迹。患者通常因发音不清晰而求治，但经常因畸形位于黏膜下而常被忽视，漏诊率较高。检查时可以通过透光实验进行鉴别，也可以用手触诊到黏膜下的空虚感，测量软腭相对长度、腭帆提肌附着位置及发音时软腭抬高角度是诊断腭隐裂的重要指标，X 线检查可以见到鼻后脊分叉、软腭短，动态观察有腭咽闭合不全的表现。

7. 构音障碍　是指由于患儿的硬腭形态异常造成在发声时舌运动的过度调节而产生的异常语音，这包括了舌面的异常上抬、舌根的后下活动以及喉咽部因代偿活动出现的异常肌紧张等出现的语音异常。

8. 语言发育迟缓　受以上因素的影响，腭裂患儿在语言发育上会落后于正常儿童。患儿早期开始说话较正常儿童为晚，说话时语句简单，说话量少，表现出同同龄儿童在言语交流方面的明显困难等。

9. 其他　由于患儿硬腭发育障碍会引起牙槽骨形态的异常，导致以后牙列错乱，有相当数量的患儿可以出现上颌骨的发育不良，随年龄的增长而越来越明显，导致牙的反颌或开颌以及面中部的凹陷畸形。此外，患儿由于颌面部形态和语音的异常，在日常交流中会出现异常的心理问题，患儿表现出焦虑、易激惹、猜忌心理以及畏惧社会生活，这也是腭裂患儿发育过程中常见的一些特点。

二、腭裂的诊断与治疗

腭裂的诊断可以根据解剖形态和临床表现得出，并不困难。目前比较公认的腭裂治疗是综合序列治疗原则，即通过手术首先恢复腭部的解剖形态和生理功能，重建良好的腭咽闭合以及获得正常的语音；对面中部塌陷畸形、牙列不齐和咬合紊乱者也要予以手术纠正，以改善患者的面容和恢复正常的咀嚼功能；及早治疗因腭裂引起的鼻、耳疾患，注意预防和纠正听力损失；对患者进行系统的心理支持与辅导，从而使腭裂患者达到身心健康；此外，对腭裂语音进行系统纠正，改善患者的语音清晰度，提高言语交流技巧，进而促使患者能够正常使用言语进行交流。

三、腭裂的语音表现

腭裂患者的呼吸功能和发声功能均为正常，其所出现的异常语音是由于构音能力和共鸣能力出现障碍所致。腭裂语音障碍的言语病理基础主要是由于：腭部结构缺失引起鼻腔和口咽腔交通、软腭和悬雍垂发育畸形以及软腭肌肉缺陷引起的腭咽闭合功能不全、腭扁桃体和腺样体肥大、牙列发育异常、唇裂舌体位置后移、舌体体积过大或过小。腭裂语音：是对腭裂患者因其先天畸形而形成的自成体系的异常语音语言现象的概括，腭裂语音的主要表现有以下几个方面：

（一）共鸣异常

在正常生理状态下，发元音及非鼻音的任何辅音时，鼻口腔因腭咽闭合而完全分隔，口腔独立完成共鸣；当腭咽闭合不全时，口鼻腔交通，一部分气流进入鼻腔，产生鼻腔共鸣。按照气流进入鼻腔的程度，共鸣异常也有不同的表现，可以包括有限的鼻腔共鸣到很少或完全没有口腔共鸣，分为不同的鼻腔共鸣表现：

1. **开放性鼻音（hyper nasality）**　即鼻音过重，它是腭咽功能不全时的常见表现，如发 /i/ 音时发成了 /eng/ 或 /en/；是主要由于过度鼻腔共鸣所引起，言语病理学上又称为"鼻音化"。

2. **闭塞性鼻音（hyponasality）**　即鼻音过少，多见于鼻腔堵塞、腺样体增生以及咽腔狭窄，发音时类似于感冒后的鼻塞音，此类音多见于发 /m/、/n/ 时出现。

3 **鼻漏气（nasal escape）**　即发音时不能关闭口咽以及鼻咽之间的通道，声音由鼻孔逸出。尤其在发辅音时，由于气流大部分自鼻腔流出，口腔内气流较少，导致发音含糊不清、音调低沉和音量小，如在发 /p/、/t/ 等送气音时较容易出现。

（二）构音异常

构音活动中最主要的是舌和腭的相对运动，由于舌位的变化和舌腭的接触，从而发出不同的元音和非鼻辅音。正常人在发元音时舌有固定的位置，表现在频谱上有固定的共振峰模式；正常人发辅音时主要由三种形式：①爆破音，发音时双唇、舌尖或舌面与腭，舌根部与腭、软腭紧密接触，气流在接触点之后聚集，产生一定压力，瞬时暴发引起振动发声，如 /d/、/b/、/g/ 等音。②摩擦音，舌与腭无接触但接近关闭状，口腔内气流挤压式逸出产生振动发音，如 /s/、/h/、/x/ 等音。③塞擦音，舌与腭有接触，但气流缓慢释放。如 /z/、/j/、/c/ 等音。

腭裂患者由于有或者曾经有过腭咽闭合不全，口腔内气流自鼻腔流出，口腔内压力不足，患者为了获得充足的口腔内压力，经常需要使舌位后置以缩小气流腔体积，此外患者在发声时也会尽量使舌背高抬以协助闭锁咽腔，增加口腔内气流压力，这种发声习惯是患者为了补偿形态异常形成的错误构音方法，即使在手术矫形后也不易自我纠正，必须要术后进行功能锻炼，此类常见的调音异常包括：

1. **腭化构音**　发音时舌在硬腭前部或软腭前部形成卷曲（舌背高抬呈卷曲状），气流从舌腭之间的空隙通过，摩擦音、鼻音和爆破音都可出现，临床上以 /k/、/g/、/c/ 等音最易发现，这类患者在发像"猜一猜"这样的语句时会出现异常语音。

2. **侧化构音**　发音时舌与硬腭接触，但在牙槽脊和牙弓的一侧或双侧形成空隙，气流从空隙逸出，形成气流与颊黏膜之间的共振，比较典型的是把 /ki/ 发成 /gi/，并能听到气流的杂音，在 /i/、/sa/、/za/、/j/ 等音的检查中容易出现。

3. **鼻咽构音**　发音时舌后部后缩，舌与腭部接触良好，气流不穿过腭部的表面，而是由软腭的振动形成软腭的摩擦音，气流逸出鼻腔，似鼻后部摩擦音，临床上最常见的是把 /gu/ 发成了 /ku/，/i/ 和 /u/ 相关的音较容易出现。

（三）其他发音异常

主要是由于腭咽闭合功能不全所引起。腭裂患者发音过程中由于腭咽部闭合不全，总是试图在气流通过腭咽部进入鼻腔前利用咽部与喉部肌肉的紧张性变化阻挡住进入鼻腔的气流，此时就会形成气流在声门处的异常摩擦和舌咽部的异常摩擦，这些共同组成了腭裂患者特殊的发音。按其发音的特点又可分为以下几种：

1. **声门爆破音** 在言语病理学上又称为"腭裂语音"的代表音，其音声特点为发某些辅音时，声音似从咽喉部强挤出，辅音起声时间消失或过短，在发 /pa/、/ta/、/ka/ 等音时最易检出，严重的患者在发辅音时完全会省略掉摩擦和爆破的动作，并且会有面部表情的伴随。

2. **咽喉摩擦音** 是腭咽闭合功能不全患者特有的一种异常语音，其表现为在发摩擦音时咽腔缩小，舌根和咽喉摩擦而形成的异常语音，在发声时几乎看不见患者的舌尖活动，语音清晰度较低。临床上以 /z/、/c/、/s/、/j/、/q/、/x/ 等音较容易检查到。

3. **咽喉爆破音** 也是腭咽功能闭合不全的特有语音，患者发音的过程几乎都是靠舌根和咽后壁的闭锁和开放来完成的，在 /k/、/g/ 的音群中最容易发现。正常构音者在发 /ka/、/ga/ 时，可见舌背向上抬的运动，但在发咽喉爆破音的患者，舌背呈水平向后移动。

【案例分析】

根据案例情况，经诊断，患儿为腭裂。她的语音表现为：中度的高鼻音，无明显鼻漏气，严重的喉塞音，除了 /m/、/n/ 以外，几乎所有的辅音均为鼻咽构音替代。经过对她的语音表现分析，她将有高鼻音、喉塞音、鼻咽构音的语言障碍。

新生儿中，唇腭裂发病率为 1.7‰。父为唇腭裂者，后代发生率 3%；母为唇腭裂者，后代发生率为 14%。男孩比女孩发病率高，发病比率约为 2:1。

任务二 腭裂的康复评定

案例导入

患儿，男，6个月，出生后就发现存在腭裂，前期宝宝喂养困难，哭声表现高鼻音，现想进行治疗。

思 考

应给患儿做哪些评定项目？

一、构音器官形态和功能评定

构音器官形态和功能评定的目的是了解构音器官解剖形态、完整性、运动状态和功能的基本情况，从而指导患者进行相应的治疗。构音器官包括口面部、鼻部、唇、齿、舌、硬腭、软腭、咽喉部和下颌。

（一）构音器官的形态检查

1. 口面部检查 主要检查患者口面部发育情况，部分腭裂患者会并发唇裂、面裂、鼻畸形、面部发育异常、小耳畸形等口面部畸形以及治疗后瘢痕对口面部的影响，这包括瘢痕的部位、对口面部的影响等。

2. 鼻部 腭裂并发唇裂的患者，裂侧鼻翼周基底组织缺损，导致鼻形态异常，出现两侧鼻翼的不对称、患侧鼻翼扁平、鼻尖塌陷、鼻腔狭小、鼻小柱变短、外鼻不正、鼻中隔偏曲、下鼻甲肥大、鼻腔通气功能障碍等表现。

3. 唇 合并唇裂的患者术后患侧上唇瘢痕增生、挛缩，表现为唇两侧不对称、唇缘不齐、上唇组织缺损、上唇运动不充分。因此，需要进一步检查唇形特点，能否做圆唇动作以及进行咂唇、噘唇和展唇运动。检查双唇闭合的力量。

4. 口腔 有无腭裂、上腭瘘、腭部瘢痕、腭高拱、软腭短小，检查软腭上抬运动是否充分，悬雍垂的形态，有无隐性腭裂等。

5. 齿 硬腭裂患者，尤其是Ⅲ度完全性唇腭裂患者，其上齿弓因裂隙影响，常出现上齿弓形改变、牙齿缺失、扭转现象，亦可出现咬合形态的异常。

6. 舌 舌是构音活动中最活跃的器官，需要观察舌体是否对称，有无肥厚、凹陷、萎缩现象，舌能否完成伸缩、上下舔唇、左右舔口角动作，有无舌系带过短引起的舌尖上抬及外伸受限，是否采用过舌瓣修复上腭部瘘孔的术式。

7. 硬腭 检查硬腭的长度、腭穹隆的拱度、有无上腭瘢痕以及上腭瘘。

8. 软腭 检查软腭的长度，有无瘢痕、瘘孔，软腭的运动能力。

9. 下颌 常见的有反颌畸形、开颌畸形和错颌畸形。并要注意下颌关节运动时是否稳定，有无下颌的侧向摇摆。

10. 咽喉 有无采用咽后壁复合组织瓣修复腭裂、咽瓣蒂部的位置。对于腭裂术后的患者，还要注意上腭两侧松弛的切口留下的蒂是否过于宽大、是否限制开口动作；运用颊肌黏膜瓣修复延长软腭，是否存在因蒂部过于宽厚而影响咬合。

（二）构音器官的功能评定

1. 构音器官的运动功能评定 详见构音障碍的评定。

2. 鼻漏气的评定

（1）吹气法：具体的检查方法是使用一个盛水的杯子，受试者用一个吸管置入水中不间断的吹气，并计算吹水时间。正常人可以连续吹气 40 秒以上，而腭裂患者因为鼻腔漏气，不能完全经口腔送气，所以时间大为缩短，一般少于 5 秒。

（2）鼻息镜检查法：可以直视下检查鼻漏气的程度。操作时用一块带刻度金属板或玻璃板（图6-5）。当患者发 /a/ 音时将其平放于鼻腔下方并于鼻唇部紧贴，观察在板上哈气处雾来评价鼻漏气的程度（图6-6）。

　　（3）鼻流量计：主要通过测量呼气压力和气流率评定通过口腔和鼻腔的气流比值来进行评定（图6-7）。

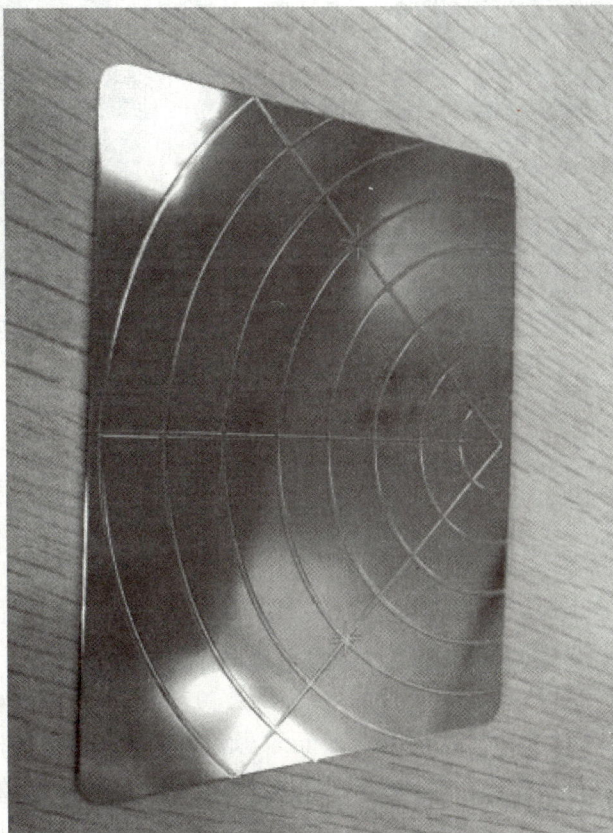

图6-5　检查所用金属板

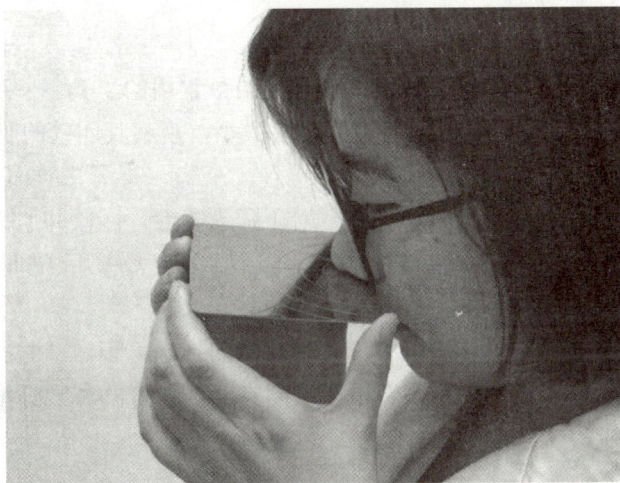

图6-6　鼻息镜检查

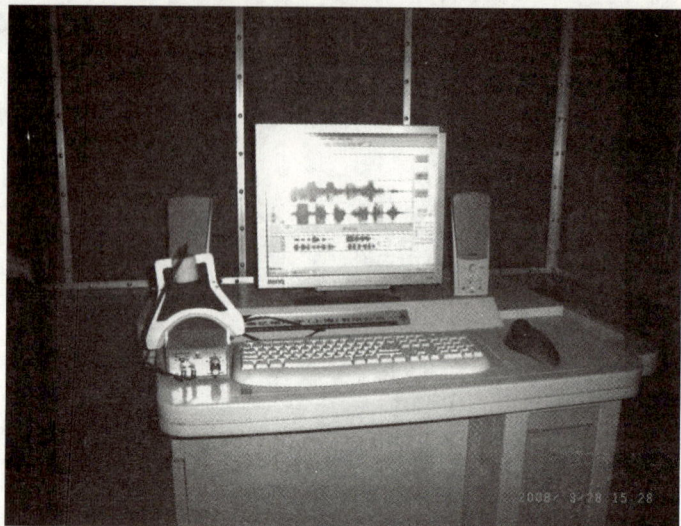

图 6-7　鼻流量计

二、腭咽闭合功能的相关评定

（一）汉语语音清晰度的检查

汉语语音清晰度测试是一种主观性测试，主要通过应用标准化的汉语音节和词的量表对患者的发音做出测试，记录其发音的错误，计算发音错误词数占总测试词数的百分比，从而得出量化的言语清晰比值。国内将言语清晰度分级如下：≥ 96% 为正常，70% ～ 96% 为轻度异常，35% ～ 75% 为中度异常，0 ～ 35% 为重度障碍。此外，对于语音障碍的患儿也要进行语句的测试，同样记录患者的语音错误方式和错误率，通过对腭裂患者进行音节、单词和语句测试，以判断腭咽功能不全是持续性的还是间歇性的，在发音过程中，腭咽功能不全带来影响的比例，可以评价口腔和鼻腔共鸣情况，发辅音鼻漏气情况，言语连贯性和言语清晰度，以做出对患者语音情况的全面评估。

（二）鼻咽纤维镜的评价

鼻咽纤维镜是目前评价腭咽闭合功能最重要与最常用的工具。通过鼻咽纤维镜可直接观察腭咽是否完全闭合，闭合不全者的腭咽孔大小，观察其四壁的肌肉活动度等。

腭裂患者腭咽闭合的鼻咽纤维镜表现：

1. 腭裂术前的腭咽部鼻咽纤维镜表现　对于腭裂患者，因软腭肌肉缺陷，已不可能有腭咽闭合功能，没有必要做鼻咽纤维镜检查。对于某些较大患儿，需同期做咽成形术者，有时鼻咽纤维镜检查可以帮助了解咽侧壁与咽后壁运动情况。

鼻咽纤维镜可以帮助诊断软腭隐裂。此时软腭的形态可正常，并有一定的功能，但由于软腭肌肉的异常附着，使腭咽闭合不能达到完全，典型的鼻咽纤维镜表现为腭咽闭合时软腭鼻腔面中线的 V 形缺损。

2. 腭裂术后的腭咽部鼻咽纤维镜表现　腭裂术后腭咽闭合完全的患者，其鼻咽纤维镜表现同正常人；腭咽闭合不全的患者，其鼻咽纤维镜的表现不同患者有所不同。

腭咽闭合不全所形成的腭咽孔大小不等、形状不一。小者如绿豆或仅为一缝隙，大者咽后壁、咽侧壁、软腭动度很小，从发音时腭咽孔可窥见舌背运动、会厌及声带。腭咽孔形状可为圆形、椭圆形或长圆形。

软腭及咽壁运动：在正常发音的情况下（除鼻辅音外），软腭及咽壁肌肉持续收缩，保持腭咽腔的完全闭合，将口鼻腔分开，但有些患者腭咽闭合可以出现：元音及辅音的闭合不全，辅音有闭合元音无闭合或元音有闭合辅音无闭合，有时还可以看到代偿性发音而出现的咽、喉、声门、软腭的异常运动。

鼻咽纤维镜的主要优点有两方面：①它与头颅侧位片结合进行检查，可将腭部运动的两维平面变为三维空间，这样可找出确切的腭咽闭合不全的原因，进而选择最佳手术方案。②可同时进行录音和录像，还可利用人的反馈系统进行语音训练。当患者在荧光屏上看到自己的软腭与咽后壁关系时，可通过视—听反馈系统努力使自己达到良好的腭咽闭合。

鼻咽纤维镜可以直接观察患者发音时软腭及咽侧壁的运动情况，对手术设计及术后矫治方案的制定很有价值。另外，还可对腭咽闭合功能进行定量分析及同步录像、录音。因此，鼻咽纤维镜是目前检测腭咽闭合功能较为理想的手段之一。

（三）语图仪——计算机语音频谱分析与评价

语图仪能把声音信号转变为可见图谱。从图谱中可观察声音信号的频率、幅度和时间等物理参量以及这三者之间的动态关系，从而了解被测信号的声学本质。使用语图议不仅能阐明异常语音部分的构造、强弱，还能观察到其瞬间变化，使异常语音"视觉化"。声音图像与临床检查相结合，可为明确诊断、客观评价腭裂语音和语音训练提供有意义的理论依据（图6-8）。

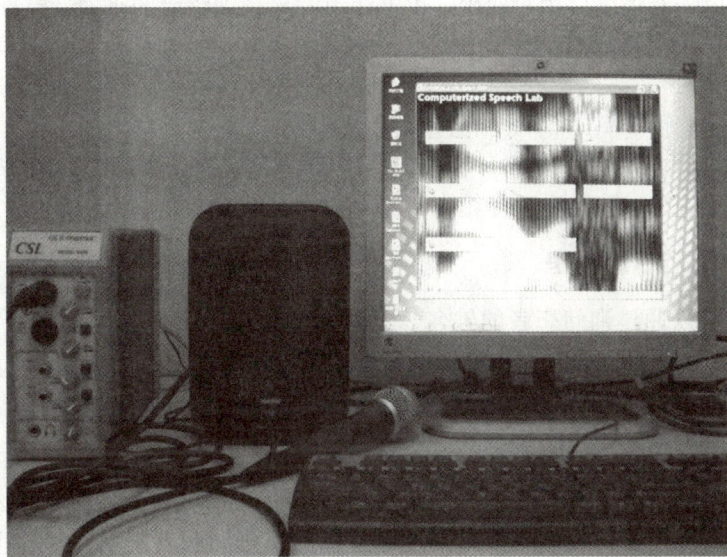

图6-8　语图仪

（四）鼻流量计对腭咽闭合的评价

鼻音化率的计算是将受试者发音时口、鼻腔辐射出的声音能量分别收集，再通过电子声音转换器的滤波和数字化，转变成鼻腔与口腔加鼻腔声能比率，再将其百分化，以鼻音化率来表示。从而反映发音时鼻腔声能所占比例，即过高鼻音的情况。国内学者提出以鼻音化率平均值的 35% 作为腭咽闭合功能的参考值。鼻流量计可以通过数值和图形较全面地反应测试者发音时的生理状态，也能通过图形反应舌的运动和位置是否正常。鼻流量计的检查迅速，无创伤，可以应用于儿童，对于临床治疗效果预测、腭裂语音异常机制的分析有指导意义。

（五）纤维鼻咽镜——计算机语图分析技术

这是近年应用多种仪器与技术相结合评价语音质量的先进方法。以往传统方法对腭裂患者病理性语音的评价采用的指标只能间接地反映语音质量，通过分析腭咽闭合功能反映语音情况，易受各种因素、操作水平及资料可比性的制约。鼻咽纤维镜—计算机语图分析技术的应用，既可直视腭咽闭合状态，又可同步录像录音，其中计算机语图分析软件是语音分析和评价的关键因素。

三、构音评定

构音评定是以普通话语音为标准音结合构音类似运动对患者的各个言语水平及其异常的运动障碍进行系统评价。

（一）房间及设施要求

房间内应安静，没有玩具和可能分散患者注意力的物品。光线充足、通风良好、两把无扶手椅和一张训练台。椅子的高度以检查者与患者处于同一水平为准。检查时，检查者与患者可以隔着训练台相对而坐，也可让患者坐在训练台的正面，检查者坐在侧面，为避免分散患者注意力，除非是年幼儿童，患者的亲属或护理人员不要在室内陪伴。

（二）检查用具

单词检查用图卡 50 张、记录表、压舌板、卫生纸、消毒纱布、吸管、录音机、鼻息镜。上述检查物品应放在一清洁小手提箱内。

（三）检查范围及方法

1. 会话　可以通过询问患者的姓名、年龄、职业等。观察是否可以说，音量、音调变化是否清晰，气息音、粗糙声、鼻音化、震颤等。一般 5 分钟 即可，需录音。

2. 单词检查　此项由 50 个单词组成，根据单词的意思制成 50 张图片，将图片按记录表中词的顺序排好或在背面注上单词的号码，检查时可以节省时间。

表中的所有单词和文章等检查项目均用国际音标，记录也采用国际音标，除应用国际音标记录以外，无法记录的要尽量描述。检查时首先向患者出示图片，患者根据图片的意思命名，不能自述采取复述引出。50 个词检查结束后，将查出的各种异常标记在下一页以音节形式出现的表上，音节下面的第一行数字表示处于前页第一音节的单词号码，第二行（在虚线之下）为处于第二音节的单词号，依次类推，记录方法参考表 6-1。

表 6-1 构音障碍的记录方法

表达方式	判断类型	标 记
自述引出、无构音错误	正确	○（画在正确单词上）
自述、由其他音替代	置换	—（画在错误的音标下）
自述、省略、漏掉音	省略	/（画在省略的音标上）
自述、与目的音相似	歪曲	△（画在歪曲的音标上）
说出是哪个音	歪曲严重、很难判定、无法判断	×（画在无法分辨的音标下）
复述引出		（ ）（画在患者复述出的词上）

注：如有其他异常要加相应标记，四声错误要在单词上面或角上注明。

3. **音节复述检查** 此表是按照普通话发音方法设计，共 140 个音节，均为常用和比较常用的音节，目的是在患者复述时，在观察发音点的同时并注意患者的异常构音运动，发现患者的构音特点及规律，方法为检查者说一个音节，患者复述，标记方法同单词检查，同时把患者异常的构音运动记入构音操作栏，确定发生机制，以便制定训练计划。

4. **文章水平检查** 通过在限定连续的言语活动中，观察患者的音调、音量、韵律、呼吸运用，选用的是一首儿歌，患者有阅读能力自己朗读，不能读，由复述引出，记录方法同前。

5. **构音类型运动检查** 依据普通话的特点，选用代表性的 15 个音的构音类似运动，如 [f]（f），[p]（b），[p']（p），[m]（m），[s]（s），[t]（d），[t']（t），[n]（n），[L]（L），[k]（g），[k']（k），[x]（h）等。

方法是检查者示范，患者模仿，观察患者是否可以做出，在结果栏的能与不能项标出，此检查可发现患者构音异常的运动基础，对指导今后训练有重要意义。

6. **结果分析** 将前面单词、音节、文章、构音运动检查发现的异常分别记录此表加以分析，确定类型，共 6 个栏目，下面分别说明：

（1）错音：是指发什么音时出现错误，如 [P] [P']，[K]

（2）错音条件：在什么条件下发成错音，如词头以外或某些音结合时。

（3）错误方式：所发成的错音方式异常，举例参考表 6-2。

表 6-2 错音、错音条件、错音方式举例

错音错误	条件	错误方式
[k]	[a] [o] 结合时	[t]
[t]	词头以外	歪曲

（4）一贯性：包括发声方法和错误。

（5）发声方法：发音错误为一贯性的以"+"表示，非一贯性也就是有时正确以"−"表示。错法：错误方式与错音是一致的，以"+"表示，各种各样以"−"表示。举例：[ts] [ts'] 发成 [t'] [t]，如发声方式标记"+"说明 [ts] 和 [ts'] 发音错误是一贯

性的，错法标记"－"说明患者将 [ts][ts'] 发成 [t][t']，有时发成其他的音。

（6）被刺激性：以音节或音素形式进行提示，能纠正构音错误的为有刺激性，以"＋"表示，反之为无被刺激性，以"－"表示。构音类似运动：可以完成以"＋"表示，不能完成为"－"。举例：2（－）说明项目2的总体运动虽不能完成，但项目中的分项2-1的运动可以完成。

经前面检查分析，依异常特点从中选一项或几项相符类型添入结果分析表的错误类型栏内。举例：[k] 发成 [t]，[k'] 发成 [t']，为齿龈化，置换 [s] 发成 [k] 为软腭化，置换。

把患者的构音障碍特点归纳分析，结合构音运动和训练计划观点进行总结（表6-3）。

表6-3 常见的构音异常

	错误类型	举例	说明
1	省略	布鞋（bu xie）	物鞋（wu xie）
2	置换	背心（bei xin）	费心（fei xin）
3	歪曲	大蒜（da suan）	类似"大"中"d"的声音，并不能确定为置换的发音
4	口唇化		相当数量的辅音发成 b，p，f 的音
5	齿背化		相当数量的音发成 z，c，s，的音
6	硬颚化		相当数量的音发成 zh，ch，sh 和 j，q，x 的音
7	齿龈化		相当数量的音发成 d，t，n 的音
8	送气音化	大蒜（da suan）	踏蒜（ta suan）将多数不送气音发成送气音
9	不送气化	踏（ta）	大（da）
10	边音化		相当数量的音发成"l"
11	鼻音化	怕（pa）	那（na）
12	无声音化		发音时部分或全部音只有构音器官的运动但无声音
13	摩擦不充分	发（fa）	摩擦不充分而不能形成清晰的摩擦音
14	软腭化		齿背音，前硬颚音等发成 g，k 的音

四、其他相关检查

（一）X 线检查

应用 X 线技术检查腭咽形态始于 20 世纪 30 年代，此后又出现了动态 X 线技术和多角度 X 线动态录像，对连续说话状态进行评价。临床上较常使用的检查技术有：

1. **头颅侧位片** 一种简单而且应用较长时间的检查方法。可用于观测矢状面腭咽闭合时的软腭抬举高度、伸长度、咽腔深度、软腭与咽腔的比例情况，检查时也可以在软腭或需测量部位涂以造影剂，以增强显影的清晰度。

2. **多角度 X 线动态录像** 主要分为侧位、正位、颅底位和 Town 氏位四种测量体位。该方法提供了三维图像，有较大的实用价值。这种检查方法的优点是可以从三维动态角度对腭咽闭合和舌运动进行观察，为非侵入性定量观察，可用于儿童。

（二）电子腭图检查（electropalatography，EPG）

EPG是一种提供言语活动中舌腭接触情况的同步视觉反馈系统。其中电子腭类似于口腔常见的腭假体，其内部有一定数量的感受电极（不同的厂家电子腭内的感受电极数量并不一定），外部通过导线与电子计算机分析系统连接。患者在检查时通过牙托佩戴在硬腭上，检查者通过要求被试者发出一系列测试音，感受电极记录舌与硬腭的接触位点，通过电子计算机进行采集分析，可以得到舌与硬腭的接触数据以及舌在发声时的运动状态，从而对患者在腭咽闭合不全的情况下的构音操作做出直观的评价，具有积极的评价和指导训练的意义。缺点是电子假腭造价昂贵，制作需要个体化，推广使用困难。

（三）计算机断层扫描（CT）和磁共振检查

计算机断层扫描（CT）可以对静止下的腭咽腔进行三维的观察，并能精确测量出腭咽腔的宽度和长度，所得到的图像清晰，腭咽腔的边界明确，图像容易处理。属于非侵入性的定量检查，对于腭裂患者的术前和术后评估有指导意义。但是不足的是，CT只能对静态图像进行判断，不是动态过程，而且有一定的放射性危害。

磁共振（MRI）对于腭咽功能的评价在近期得到了发展，MRI可以对腭咽闭合的静态和发音位置时腭咽形态进行多个角度的观察，并能够进行测量，重建三维立体结构，能够提供清晰的软组织成像，了解局部的血管形态，为手术治疗提供依据，而且不存在放射性危害。但不足的是检查造价昂贵、不能对于发音的动态过程进行连续观察，另外，口内的金属修补物会造成成像的干扰，因此，MRI还不能广泛应用于临床评价治疗中。

（四）肌电图的检查

通过将电极插入到所测的肌肉内，分别记录静止和运动时神经肌肉的生物电活动，依次来分析肌肉运动的异常。能够定量分析肌肉收缩功能的强弱，尤其对于神经肌肉运动障碍导致的腭咽闭合功能异常，其是一种可靠的辅助评价手段。但由于软腭和咽部的肌肉难以确定具体位置，因此肌电图的检查需要较高的技术经验，并且由于是侵入性检查也限制了在临床上的发展。

【案例分析】

根据患儿情况，他应该做的检查包括构音器官的检查和构音检查。构音器官包括口面部、鼻部、唇、齿、舌、硬腭、软腭、咽喉部和下颌。构音评定是以普通话语音为标准音结合构音类似运动对患者的各个言语水平及其异常的运动障碍进行系统评价。

唇腭裂孩子的智力水平和正常孩子一样。调查发现，唇腭裂孩子的学习成绩中下偏多，一般认为，主要是唇腭裂孩子因为容貌（唇裂）及语音不良（腭裂），在一定程度上影响了孩子的自信心和语言交流所致，而不是智力的问题。

■ 任务三　腭裂的构音训练

案例导入 ◆

　　患儿，男，5岁3个月，右侧完全性唇腭裂术后3年，没有高鼻音，没有鼻漏气，腭咽闭合完全。辅音测试：/b/、/m/、/n/、/l/正确，/p/被/b/替代。

思　考

　　患者的治疗目标是什么，应如何选择目标音？

一、语音训练的时间和方式

（一）训练开始时间

　　腭裂语音训练一般为术后2～3个月开始，此时术后肿胀已基本消退，缝线大部分已脱落，上腭知觉已开始慢慢恢复。在腭裂修复术后，一些小年龄的儿童在某些语音上可自行得到纠正，但多数构音动作仍存在有障碍，为此大多数患者仍需进行构音训练。

（二）训练方式

　　训练方式应以一对一训练为好，每周1～2次，每次30～60分钟，训练过程中应适当调整儿童的情绪，同时并采用休息和游戏交替方式进行。也可选择家长陪伴儿童训练，同时并指导家长在家中训练的策略。

二、腭裂术后语音训练的原则和注意事项

（一）训练原则

　　腭裂术后语音训练原则上，应在伤口恢复良好的基础上越早进行越好。年龄越小，代偿性发音的习惯形成时间就较短，治疗效果理想。

（二）注意事项

　　1.对腭裂儿童的父母要给予很好的心理安慰，并增强腭裂儿童对改善口语能力的信心，做好心理辅导。

　　2.腭裂儿童解剖条件得到改善以后，应早期获得良好的腭咽闭合功能，使儿童口语交流得到很好的改善。

　　3.腭裂术后语音训练一般训练过程应遵循从"音素—音节—词汇—短句—短文、会话"，由易到难地进行。构音训练最好备有系统的语音设备和隔音功能的录音室，录音

条件的参数要进行校正，并保持一致，可采用语音频谱分析。

4. 部分腭裂儿童可能会伴有听力、智力、心理等方面异常，要及时添加相关的语言和认知心理的干预训练。

5. 年龄相对较大的腭裂术后患者，要尊重他们，使他们产生信任感，树立治疗的信心，才能提高治疗的效果。

6. 对年龄小的儿童，训练可用形象化的可视仪器、图片，玩具，图书，相册等，更好地发挥他们的观察能力和模仿能力。

7. 语音训练的患者亲属的作用也相当重要。他们可以帮助患者提高构音错误的自我认识，和错误构音的自我矫正，进而收到满意的临床效果。

三、腭咽闭合不全的训练

正常人在发辅音时（除鼻音外），软腭上升，腭咽闭合阻塞鼻腔通道，舌不同部位在口腔内形成不同的阻碍，气流冲破阻碍，迸裂而出，爆发形成，除爆破音和摩擦音外，正确发其他辅音时并不需要腭咽闭合。为此，可以理解腭裂患者发音障碍主要在 16 个爆破音和摩擦音上。

唇腭裂患者会由于接受腭裂手术较晚或手术做得不理想，使患者长期处于腭咽闭合不全的状态，并使气流分流口腔和鼻腔；或存于齿间缝隙，或牙槽嵴裂，导致口腔不能维持正常的压力，或有受唇瘢痕的影响，双唇、唇齿不能形成良好阻碍方式，所以不能正确发音。为此，在矫正异常语音前，应先做腭咽闭合功能训练。

（一）唇肌运动功能的训练

1. 唇向前突出（噘嘴），后向两侧展开（呲牙），后恢复正常状态，反复练习。

2. 上唇盖住下唇，下唇盖住上唇，反复练习。且可做 a—i—a 的变音练习，体会每组音的转换发音技巧。且感觉软腭抬高及腭咽闭合，逐步增强音高及音长，必要时可将鼻孔堵住，增强口腔共鸣能力。

3. 双唇间夹一硬纸片或其他轻薄的物体，双唇用力夹住硬纸片，屏气，用手用力抽取纸片或物体，反复练习。

4. 紧闭双唇，气流留在口腔内蓄积，双唇阻住气流，猛然间打开双唇，反复练习。

（二）气流训练

吸气将气流分别从口腔、鼻腔中缓缓释放出来，仔细地体会细微感觉差异。鼓腮使口腔内充满较强的气压，然后缓缓前伸舌体注意尽量不让气流从颊侧逸出。如果腭咽闭合不全，在舌前伸时颊部就会立即塌陷，或表现为根本就不能鼓腮。前伸舌是为避免舌的后部抬起后以阻塞口鼻腔瘘或紧贴软腭，以造成腭闭合良好的假象。憋气并保持颊部呈 S 型状态，这时会有一股较强气流顶在腭咽闭合处，然后尝试有意识地打开腭咽闭合，但不要通过鼻腔放气。腭咽闭合较好的患者可渐渐感觉软腭、悬雍垂的升降运动，较差的患者可在憋气过程中吞咽唾液来感觉软腭的运动，且反复练习。

（三）呼气训练

捏住鼻子通过口腔向外呼气，然后突然松开鼻子，向外呼气，再捏住鼻子，通过口腔向外呼气。且反复练习，来体会软腭的运动及腭咽闭合，反复练习。

（四）按摩

患者自己或治疗师用中指由硬腭后缘向腭垂肌方向轻柔按摩，以软化术后瘢痕。按摩前要剪短指甲、洗干净手且带上指套，反复练习。同时鼓气，凭空做含漱动作和吞咽动作，来改善腭部肌肉的知觉和运动功能。手术后3个月还可用软毛笔轻触刷软腭部位，且可依靠舌根反射压迫致使软腭活动。

四、语音训练顺序和内容

（一）音素训练

音素是最小的语音单位。

（二）音节训练

音节是由声母（主要是辅音）和韵母组成。根据腭裂患者的异常发音情况，制定一套以辅音为声母的音节训练表。同时要加入四声（阴平、阳平、上声、去声）的训练。

（三）词汇训练

可采用双音节词训练，根据不同声母组成相关词组，注意词组训练必须在能准确、熟练地说每个音节（包括四声）的基础上进行。

（四）句子训练

根据词汇内容，组成相关短句。在短句编排中，应力求每句短句中尽可能编排所能说清楚的词语。

（五）短文、会话训练

当患者基本已能熟练准确地读出每个声母时，即可进入短文和会话训练，内容可选用儿歌、课本、绕口令、看图说话等形式进行。

五、腭裂术后常用的语音训练方法

（一）双唇音（p-b）

1. p送气塞音　发音时双唇紧闭，气流到达双唇后，屏气（软腭上升）并保持压力，较强气流冲开双唇而形成。

2. b不送气塞音　持阻过程同上，较弱气流从双唇迸发而出。

（二）唇齿音（f）

f送气擦音　发音时上牙放于下唇上形成缝隙，使气流从唇齿间摩擦而形成。

（三）舌尖中音（t-d）

1.t 送气塞音　舌尖抵上牙龈，屏气并保持压力，较强气流从阻塞的部位冲出而形成。腭化构音是由于舌前部或中部向硬腭拱起产生，所以对舌尖音影响最多。训练时首先让患者放平舌体，为了便于观察，不妨先让其舌体平展于齿、唇外，例如练习"d、t"将舌尖伸出齿列外，上下齿轻轻咬舌尖，先采用后接元音开口小的音"i"后向"di、ti"发展，再逐渐扩展"ta、da、tu、du、tuo、duo"。

2.d 不送气塞音　阻塞部位破裂，较弱气流从阻塞部位迸发形成。

（四）舌根音（k-g）

1.k 送气塞音　舌根部隆起，抵住软腭，气流到达阻塞部位后积蓄，屏气并保持压力，较强气流冲出阻塞部位而构成。

2.g 不送气塞音　舌根部隆起，抵住软腭，较弱气流从阻塞部位迸发形成。

（五）舌尖前音（s-c-z）

1.s 送气擦音　下前牙对齐且闭合，舌尖和下前牙形成缝隙，气流在阻塞部位蓄积气流经缝隙摩擦形成。

2.c 送气塞擦音　上下牙对齐且闭合，舌尖抵住下前牙，气流在阻塞部位蓄积屏气并保持压力，较强气流从缝隙摩擦而成声。

3.z 不送气塞擦音　上下牙对齐且闭合，舌尖抵住下前牙，较弱气流从缝隙摩擦而成声。

（六）舌尖后音（sh-ch-zh）

sh 送气擦音、ch 送气塞擦音、zh 不送气塞擦音　三者发音部位基本相同，舌尖上举，抵住硬腭前部，不要接触，中间留一条缝，放开时发出声音。

（七）舌面前音（x-q-j）

x 送气擦音、q 送气塞擦音、j 不送气塞擦音　三者发音部位基本相同，舌面前部隆起，舌尖与硬腭前部留有缝隙，放开时发出声音。

六、腭裂术后异常语音的生物反馈治疗

生物反馈治疗是恢复语音功能较为常用的方法之一，它是利用患者的视、听、触觉等感觉，借助灵敏的电子仪器或设备将测到的患者生理和形态变化信息显示给患者，指导患者学会在某种程度上自我调节控制这些功能，以达治疗的目的。

（一）视觉反馈治疗

视觉反馈治疗（镜子实验）：这是最早采用的反馈治疗方法之一，患者在发 a 音时通过镜子看到自己软腭上抬运动情况来调节控制软腭上抬运动能力。

（二）听觉反馈治疗

听觉反馈治疗最常用的方法是将患者所发语音录音后反复重放，并以标准普通话录音带作为对照播放，让患者自己判听以了解其语音异常处，并进行自身对比调节练习，也可录下不同训练时期的语音内容进行纵向对比练习。此法可用于腭咽闭合功能的改善，矫正错误发音及语音清晰度。

（三）触觉反馈治疗

在发音活动中，舌起着十分重要的作用，它通过对发音气流在口腔内不同位置进行阻挡、摩擦、爆破等方式来参与发音过程。

【知识链接】◆

有研究表明，腭裂儿童4岁以后手术，90%以上的儿童会存有不正常的发音习惯，且已经形成的不良发音习惯是很难矫正的。为此，对于各种原因不能早期手术的儿童应在学习发音阶段教会儿童发音的正确的发音习惯，防止产生较难矫正的不良发音习惯。

语音评估治疗师的主要工作就是评估唇腭裂儿童的"腭裂语音"，鉴别是错误发音习惯还是腭咽闭合不全所致。诊断是腭咽闭合不全，则转至手术医生进行手术治疗；存在错误发音习惯，则无须手术，接受语音评估治疗师的语音训练。若诊断既有腭咽闭合不全，又有错误发音习惯，则应先手术，达到完全的腭咽闭合，然后再进行语音训练。

【案例分析】

根据患儿具体情况，患儿的训练目标为：矫正辅音省略，建立辅音＋元音组合的发音规则。根据患儿辅音测试，应强化 /b/ 的发音训练，教习 /p/ 的发音，然后组合音节。

学习检测

1.腭裂语音训练的顺序是什么？
2.腭裂的临床问题有哪些？

项目七
口吃 ──────────────────────

学习目标

    1. 掌握口吃定义、口吃的类型和表现。

    2. 熟悉口吃的评价。

    3. 了解口吃的治疗。

    口吃俗称"结巴""磕巴",是一种语言障碍,表现为言语频繁地与正常流利的人在频率和强度上不同、且非自愿的重复(语音、音节、单词或短语)、停顿、拖长打断。包括言语前的反常犹豫或停顿和某些语音的拖长。它牵涉到遗传、神经生理发育、家庭和社会等诸多方面,是非常复杂的语言失调症。

▌ 任务一　口吃的定义、原因和症状

案例导入 ◈

    小宝,男,4岁,幼儿园中班,说话时会有"我要小,小,小,小汽车。这,这,这,这个气,气,气,气球。"等表现。在幼儿园中胆小,内向,不爱与小朋友游戏,喜欢自己独处。说话时声音小,不喜欢看着别人说话。

思　考 ···

    1. 诊断小宝有可能有什么问题?

    2. 小宝需要去医院进行相关检查及治疗吗?

一、口吃的定义

口吃是一种最常见的言语的流畅性障碍，俗称"结巴"。世界卫生组织对口吃的定义为：口吃是一种言语节奏的紊乱，即口吃者因为不自主的声音的重复、延长或中断无法表达清楚自己所想表达的内容。人们认识口吃已有很长的时间。正常人偶尔也会出现以上的情况或因想不起恰当的词汇而说话中断，重说一遍或自我修正等等所致的非流畅性言语不属于口吃，大多数真正的口吃多表现为慢性的状态。

二、口吃的原因

传统的观点认为口吃是一些儿童语言的发展过程中学习口吃者说话学习所致，即口吃的习得理论。近年来，口吃的研究者开始从医学的角度寻找口吃的原因。一种研究是探索口吃的遗传起源。有一些重要的现象表明遗传因素参与发展性口吃的发生：口吃集中于某些家庭中；口吃者一级亲属口吃的发生率是普通人群的 3 倍以上；单合子双胎比杂合子双胎易同时发生口吃；领养儿童口吃与他的实际父母口吃密切相关而非养父母。

另一种研究是探询口吃的神经学起源，研究口吃的脑功能影像。这种研究可以追溯到20世纪30年代，两位美国学者，Samuel Orton 和 L·E·Travis 提出了口吃的大脑优势理论。他们认为正常人的双侧半球在言语的产生中须互相协作，一侧半球起主导作用，一般是左半球，而口吃者缺乏这种大脑优势造成激活言语肌肉的双侧神经冲动的不合拍。近年来两大重要技术 PET（正电子发射断层摄影术）和 FMRI（功能性磁共振）被用来研究：口吃者的脑功能在流利言语和不流利言语时是否存在差异；在从事一些言语或语言活动时口吃者的脑功能和正常人脑功能的差别。这些研究表明，口吃的确存在神经因素。

三、容易出现口吃的情况

（一）成人

在以下几种场合较多见：

1. 必须给对方一个好的印象。
2. 听者的反应（事先预感）。
3. 表达内容的重要程度。
4. 发觉自己口吃。
5. 全身性紧张。

（二）儿童

一般来说，孩子们在下列情况时，说话会欠流利：

1. 在他们非常激动时。
2. 急于表达和与他人抢话时。
3. 在严厉的束缚下说话时。
4. 与不喜欢自己的人说话时。
5. 使用较难的词汇或使用尚不习惯的词句时。

6. 在吃惊、害羞、恐惧、窘迫、失望等情绪下谈话。

四、口吃症状和类型

口吃症状是指说话困难或预感说话困难时所引起的一系列的反应。从言语方面，运动，情绪方面来考虑，又分别以"言语症状""伴随症状""情绪性反应""努力性"等亚项来进行具体总结。这些症状根据具体病例不同，有的是同时出现有的是先后出现，根据症状的不同性质也不同，因此必须在检查和评价时予以全面分析。

（一）言语症状

口吃症状可分为五群：

A 群：①音、音节的重复；②词的部分重复；③辅音延长；④元音延长；⑤在不自然的位置当中出现重音或爆发式发音；⑥歪曲或紧张（努力发声结果出现歪曲音，或由于器官的过紧张而出现的紧张性发音）；⑦中断（构音运动停止）。

B 群：①准备（在说话前构音器官的准备性运动）；②异常呼吸（在说话前的急速呼吸）。

C 群：①词句的重复；②说错话（言语上的失误，也包括朗读错误）；③自我修正（包括语法、句子成分等的修正，反复）；④插入（在整个句子中插入意义上不需要的语音、词、短句等）；⑤中止（在词、词组或句子未完时停止）；⑥暂停（词句中不自然的停顿）。

D 群：①速度变化（说话速度突然变化）；②声音大小、高低，音质的变化（由于紧张在说话途中突然变化）；③用残留的呼气说话（用残留的呼气继续发音）。

E 群：其他（A—D 均不属于的症状）。

（二）伴随症状

为了克服口吃而产生的身体某一部位或全身的紧张，不必要的运动（表 7-1）。

表 7-1　口吃的伴随症状

部位	表现
构音器官、呼吸系统	喘气、嘴歪、张嘴、下颌开合、伸舌、弹舌、
颜面部位	鼓腮、张大眼睛、眨眼、闭眼、抽噎、张着鼻孔、
头颈	颈部向前、后、侧面等乱动
四肢	四肢僵硬、手舞足蹈、用手拍打脸或身体、用脚踢地、握拳
躯干	前屈、后仰、坐不稳

努力性表现、努力避免口吃或从口吃状态中解脱出来，口吃者常有以下表现：

1. 解除反应：出现口吃时努力从口吃中解脱出来，用力、加进拍子、再试试等。

2. 助跑现象：为了不口吃，想办法用助跑的方式：再插入、速度、韵律方面出现问题时有目的的使用，重复开始的语句。

3. 延长：想办法将困难发的音延长，最终目的是将目的音发出来，前面有婉转表现，或貌似思考，空出间隔。

4. 回避：尽量避开该发的音，尽量不发目的音，放弃说话或用别的词代替，或用不知道回答，使用言语以外的方法如手势语等。

（三）情绪性反应

可在预感口吃、口吃时或口吃后出现（表7-2）。

表7-2　情绪方面的表现

表现方面	态度	表情	视线	说话方式	行为
具体表现	故作镇静 虚张声势 攻击态度 作怪相 害羞样 心神不定	脸红 表情紧张 表情为难	视线转移 视线不定 偷看对方 睁大眼睛 盯着对方	开始很急， 语量急剧变化 语言单调 声音变小 欲言又止	羞涩的笑 手脚乱动 焦躁 假咳嗽 抽动样

（四）波动

口吃初期流畅期与非流畅期常常交替出现，在此称为"波动"。多种原因都可能造成口吃的波动，尤其是儿童的生活明显不规律，如在假期、环境明显改变后、生病时等原因会出现此种情况，但随着年龄的增长及口吃的进展，其流畅期越来越短。

（五）适应性、一贯性

适应性效果是指在同一篇文章中反复朗读时口吃频率会降低，口吃越重这种适应性就越低。一致性效果是指在同一篇文章反复朗读时，在同一位置，同一音节中出现口吃表现，这种表现在谈话中也常可见到。重度口吃患者一致性都很高。

【案例分析】

根据小宝的语言表现，他有可能是口吃。主要原因可能为：性格内向、不爱与小朋友交流，主要症状表现为语句重复，自我修正。

口吃的流行率在各种语言和文化中十分相似，在1%左右。据估计，在中国大约有10 000 000人口吃。因此，口吃是一种重要的言语障碍。口吃通常发生在2～4岁。某些儿童的口吃开始得较晚，大约入小学时。也有少数人是成年以后发生口吃。口吃刚开始时的表现与有多年口吃经历以后的表现有很大差别。随着年龄的增长口吃表现变得越来越复杂。

▋ 任务二　口吃的康复评定

案例导入 ◆

　　幼儿园大班儿童浩浩，有严重的口吃，因此寡言沉默，不大与同伴交往。在班上回答问题时经常是"大，大，大，家好。"老师告之家长去相关医院进行检查。

　　思　考 ·········

　　1.儿童浩浩需要进行何种相关评价？

　　2.进行评价时要注意哪些相关要素？

　　由于每个口吃者对容易引起口吃的语音不同，所以在设定检查课题时，要考虑语言学方面的要素。这些要素包括：语音的种类，词类，词汇的使用频率，抽象度，音的组合，词、句的长度及语法复杂程度等。除此之外，也要评价口吃者口吃所伴随的表现。

一、问诊

　　要了解从开始口吃到现在的发展经过，还必须详细了解居住环境，家族史，语言环境，家庭环境及其变迁情况。另外，随着口吃的进展，会出现心理方面的问题，比如在自己觉察到有口吃的情况下和由此所造成的问题和不愉快自己是如何看待的。而且要了解患者如何自我评价。

二、无阅读能力前儿童口吃的评定

　　在口吃的评定方法中，一般将儿童，如果他的阅读能力低于小学三年级，被视为没有阅读能力。以下项目适合这些儿童。

（一）向口吃儿童的父母询问

　　适用于年龄较小的儿童和不配合检查的孩子，有时也适合怀疑自己孩子口吃的父母而又非常紧张很担心孩子到医院来心理方面会受到影响的家长。

（二）会话

　　可以由检查者和孩子进行会话，也可观察口吃孩子和其父母的会话。目的是了解口吃孩子在实际生活当中的说话情况，还可了解口吃孩子是否有回避现象。幼儿园的孩子可以问孩子喜欢什么小动物，幼儿园的情况；上学的孩子可以询问学校的情况等，最好选用能让孩子多说话的问题来交谈。

（三）图片单词命名

　　可以根据孩子的年龄选用 10 ～ 20 张名词和动词图片，可以在命名和动作描述中了解在词头音出现口吃的情况和特征。

（四）句子描述

选用简单和较复杂的情景画图片，可以了解在不同句子长度及不同句型当中口吃的状况。检查时要注意给孩子一定的时间来反映，必要时可以给一两句的引导语诱导孩子来描述。

三、有阅读能力和成人口吃的评定

在评价方面与无阅读能力儿童有所不同，一是在难度上增加，另外增加朗读的内容。

（一）自由会话

以了解日常生活中说话状态，根据语音的种类了解口吃的特点。

（二）单词命名和句子描述

用名词、动词和情景画图片了解不同层级语句中口吃的表现和数量。

（三）单词朗读

用单词字卡了解单词朗读时，尤其根据词头音不同口吃表现的差别，检查结果与口语命名结果相比较。

以回答问题了解
口吃状况

（四）朗读句子

用句子卡片以了解句子朗读时口吃的状态，还可以了解口吃在句子内的位置及不同语法难度对口吃的影响，还可以了解口吃一致性和适应性效果。

（五）回答提问

以了解回答问题时说话状态及口吃的状态。

【案例分析】

根据浩浩的表现，可以向浩浩进行问诊或向浩浩的父母询问、会话、图片单词命名、句子描述。在进行评定的时候，应注意语音的种类，词类，词汇的使用频率，抽象度，音的组合，词、句的长度及语法复杂程度等。

任务三 口吃的康复治疗

案例导入

　　吴某，女，21 岁，本科毕业，因口吃难以找到自己满意的工作。已通过用人单位笔试，因口语表达严重障碍，来医院就诊，已确诊为"口吃"。

思　考

　　1. 口吃治疗的标准是什么？

　　2. 该患者如何进行治疗？

一、口吃治疗的标准

　　因为至今还没有找到造成口吃的确切原因，而且影响口吃波动和加重的因素也很多，因此，口吃治疗是一件很不容易的事，经过治疗大约有 1/3 的儿童能够治愈，2/3 的儿童症状得到改善。当口吃完全形成后，它的治疗就变得更加困难。根据 Silverman 标准，一个成功的治疗需要符合以下条件：

　　患儿言语不流利的数量在正常范围内；

　　患儿的流利程度在正常范围内持续至少 5 年；

　　患儿不再认为他 / 她有流利性障碍或再次发生此类问题。

二、口吃儿童父母指导

　　下面这些方法是教父母如何鼓励孩子在放松的语言环境下说话，治疗人员与父母共同努力实施治疗方案，尽可能解决口吃问题。

（一）速度

　　影响流畅性的因素之一是儿童及倾听者们的语速，儿童经常加快语速以紧跟成人的语言节奏。当儿童语速加快时，特别是 2 ～ 4 岁的小孩，他们可能出现重复和拖音现象，因为其口唇和下颌不能快速移动，同时，在快语速时很有可能出现语音形成与呼吸的不协调。一旦儿童学会快速说话，要减慢速度就较难，如果我们能减慢语速，那么儿童就有可能相应地减慢语速。我们这样说也许会有帮助"不必急，我们有相当多的时间听"。而不应该对他说："慢慢说，放松点"之类的话。因为这些建议会使他感到说话时犯了错误，以后应该闭嘴。当他努力地从"错误"中解脱出来，它的肌肉会变得僵硬，非流畅性言语会增加。

　　当有些儿童语速加快时，言语尽管流利，但不清晰。当他们处在较兴奋状态时，某些言语就难以理解。语速如此之快，使单词连在一块，言语变得模糊，音节省略。但儿童说话极快时，可出现起始词重复，词部分重复或连接词重复，如"那……，和……"

从而保证他们自己充分的思考时间。

（二）提问

当提问问题数量很多时，儿童非流畅性言语增多，许多成人与儿童的交流为提问式，而问题常常把儿童卡住。我们认为改变口语交流方式，减少提问次数，如减少 50% 问题数量，效果较佳。许多父母发现陈述句方式对减少孩子口吃非常有益。陈述技巧：如当孩子玩时，父母用一些简短的句子对孩子谈论他在做什么，想什么，有什么感受，说话语气要适中，不要让孩子感到你在给他做训练，否则孩子可能会拒绝。

（三）言语表达

不要难为孩子，避免"做给我看，说说！"习惯。因为这样干扰了儿童的思维过程，需要大量记忆，过分地关注了言语的形成，如指示孩子："告诉爸爸，你去过哪里？""告诉爸爸，我们过去见到了什么；""告诉爷爷，你生日得到了什么"等等。成人可以描述父亲、母亲、爷爷过去的某些事情，如孩子愿意插嘴发表自己的看法，是可以的；否则不要逼迫孩子说这类话。

（四）随时随地

如能经常谈论当时发生的事情，儿童的流畅言语增加。当谈论的物体和事情摆在他们面前时，儿童发音更加流畅，获取词汇速度加快。如要儿童回忆昨天或两小时前他做了什么，看到了什么，它似乎搜寻名字或单词来表达他的想法，可能不利于他的流畅性言语的表达。实物特征就可能会促进口语形成。当然，也可以用图画代替实物，与孩子一块看图书或故事书时，避免采用"合上书考试"的方式，可以问"这些是什么？"或"小狗有尾巴吗？"等等。可以给图画命名或描述图画的特征或评论图画上的行为，如孩子能自发地给图画命名或进行评论，那么鼓励就很小，就更容易诱导流畅性言语。

（五）即刻重复

对于 3 岁以下的儿童，如我们能重复他们刚才说过的话，非流畅性可以减轻。当儿童口吃时，小心地简单流畅地重复刚刚说的话而不引起他对口吃的注意，这不是一种愉快的交流方式，但可以使儿童知道我们已经明白他的意思，这时他能放松地愉快地交流。另外，还可以使儿童感到成人认真倾听他们讲话，没有改变话题。建议只有父母亲采取"重复"技巧，并在 2～3 个月后逐渐停止。然而，一旦儿童消极抵抗"重复"技巧或认为他们被取笑，应立即中止该技巧的使用。

（六）倾听与关注

当儿童要求我们注意听他们说话时，其言语非流畅性增加。他们不善于等待说话的机会，为了引起注意，他们经常打断我们说话或干扰我们的活动。许多儿童说话时要求我们看着他们，注视他们的眼睛，不希望我们边听边做饭或看书。往往要求我们 100% 的注意力。如果当时我们不能集中全部注意力来听，可以让孩子稍等片刻。当父母边听边干别的活，如集中注意力开车时，那么孩子就有可能说话更加不流畅，因为当时不可能很好地注意孩子，另外，他要求你注意的东西随着汽车的奔驰可能会消失得无影无踪。

（七）语言发育

大部分 2～4 岁儿童非流畅性言语为语言发育的一个阶段，他们正学习新词汇并尝试用这些新的词汇连成句子，正学习不同于陈述句的疑问语序，正拓展言语的表达和理解。对在单词获取和言语形成阶段，儿童表现出不流畅性言语。我们的目标是减轻语言发育过程中的压力，减少孩子对单词、概念、颜色和书写的教育，在 2～3 个月非常有用。尽管他们可能中断学习，但可以在很轻松的环境中学习，一旦流畅性语言建立，父母就可以对其继续进行教育。父母亲能很愉快地与儿童一块做一些非"指令性"或"教育性"的活动，如玩积木、拼图等等，这些活动是一种能促进自发性语言而使儿童没有感到他需要不断说话。尝试留一定的"暂停时间"，使儿童想插话时能很轻松地插上话，表达自己的观点，"暂停时间"的尺度是在沉默的片刻双方都感到自然。有些父母实际上已使用了"静止时间"或"思考时间"技巧，但是，在等待的这一片刻，如儿童感觉到已经失去了轮到他讲话的机会，那么该技巧就失败了。当儿童急于想主导谈话的主题或急于想表现自己时应用"时间轮流"策略。

谈话时使用简短句；将长句分成几个短语，中间稍加停顿，如将电话号码分成几个部分一样。我们观察到如儿童用"3～4 个单词"简单句说话，言语就流畅，那么对保持语言的流畅性来说句子长度至关重要。儿童努力尝试超出生理能力以外的呼吸、发声、说话的协调运动。许多儿童非流畅性增加；另外，信息的不确定程度越高，句子越长越复杂，决定表达语言的方式越多，协调性就越容易被打乱，非流畅言语就会增加。

三、建立专门流畅性技巧

经过咨询和医生的指导后，有些儿童的口吃消失了，有些口吃得到了改善，但也有一些儿童的口吃改善不明显，可能是环境的干预和交往方式的改变对儿童口吃的效果不明显，那么直接改变儿童说话行为就很有必要了。对口吃儿童的干预，传统的方法是不进行直接的训练，但近年来的研究证实对一些儿童也需要进行直接的干预或训练。对下列三种口吃儿童需要直接进行干预：①说话时呼吸气流的处理不当或声音紧张；②有意识地中止口吃；③有意识地回避口吃。

医生可根据两岁半至四岁半儿童运动协调、理解、构思的不成熟特点设计合适的治疗方案。治疗重点不在口吃本身，而应尽可能地应用合适的指导性技巧教口吃儿童如何发起始音或词而口唇处于放松状态。

两岁半至四岁半年龄段的儿童对口头指令理解较差，许多儿童即使在"模仿"游戏中也难以顺从医生的指导，他们个性又较强，这时，治疗师可以对一些学龄前儿童示范发声技巧并教他们"看我的嘴，跟着我说"，能使他们学会说单词的技巧，如果对一个个性强、敏感的儿童说"说出这个词，容易"往往效果不好，他会拒绝你，也不与你合作。较明智的选择是"做下一个，非常容易"来达到你所要求的言语行为模式。我们的目的是教儿童"控制嘴轻松说话"，对于学龄前的儿童，通常不教他们感到"太容易"或"太难"的词。当儿童不能说出某个难词时，他会想方设法去说以至于出现"阻塞"现象、恐惧心理。对年幼儿童一个棘手的问题是能寻求一种通过游戏，医生能一定程度地控制儿童说话方式的技巧。当儿童意识到自己说话费力，就愿意服从医生的指导，只要口吃稍有改善，他就认为"口吃能控制了"然后就无拘无束地玩耍去了。然而，医生应该继续努力使用下面技巧确保更流畅的言语。当儿童感到交谈非常愉快，口吃的治疗也就成功了。下面每一个技巧，儿童能练习 3～5 分钟即可。

下面的治疗方法应用之前，应向其父母解释因为他们的小孩口吃持续时间较长，喉的关闭和呼吸气流已出现功能紊乱，单纯减轻压力的方法已不能减轻或消除口吃，同时解释说话的复杂行为，告诉他们的孩子流畅说话过程中，有一些方面还没有做好，需要进行必要训练。根据儿童异常情况有针对性地进行治疗。治疗的方法和原理如下：

（一）速度

治疗师可设计一种缓慢说单词或短语的游戏。如果能缓慢说上 15～25 个单词，那么就认为儿童还不能察觉到医生说话很缓慢，因此治疗师可要求儿童缓慢地说话并示范如何缓慢说话，杜绝儿童那种"波浪"（时快时慢）式的语言，减慢语速可减少单词重复的次数，易化起始音的发出。

（二）音量

治疗师可设计一种大家说话都柔和的训练。也许儿童能说某些特别的短语或句子但不柔和，治疗师可要求小孩轻轻地说话时，许多时候他们只会说悄悄话（声带不震动而用呼吸声说话），这是能接受的。我们不希望大声低语的效应（loud whisper）因为这样能增加肌肉的紧张度而出现喉部膈肌发紧现象。如喉部紧张度还没达到预期的放松状态，轻柔、缓慢地说话有可能导致轻微多次"阻塞"或"重复"现象，而没有气流中止的"阻塞"现象，那么口吃就已经有所改善。当"阻塞"时间短或仅有"重复"现象，临床观察发现儿童拖词或重新整理句子的可能性就小，也就可能继续发出目标词或当目标词出现时对口吃的影响也比较小。要让他针对性地练习选择性的词汇，最大限度地提高喉功能。

（三）语音

口吃儿童说话时"元音""浊辅音""清辅音"会对口吃产生影响，也要关注词的"起始音"与"终止音"对喉功能的影响，许多儿童当遇到起始音为元音或双元音时，口吃更加严重，有时发起始词困难，出现停顿现象。

（四）呼吸和呼吸气流的控制

深呼吸，喉头与口腔气流中止、喘气、说话气流不足、长句"拖延"为某些口吃患者常见的症状。对儿童来说，呼吸气流的控制可能较难。

（五）努力性和肌肉紧张

有时儿童说话时似乎在挤出某个单词，胸腹部僵硬紧张，治疗师与要告诉他放松，但是他往往不知道怎么做。治疗师与可一边轻轻按摩其腹部，一边说"保持你的肚子软软的"，对某些儿童比较奏效。

（六）节律

如儿童喜欢唱歌，治疗师与可以用一些词或音节唱歌，唱歌时可以用拍手或用木勺敲击塑料碗以获得节律效应。节拍手段多样化，治疗师也可以利用敲鼓来训练节律。

建立流畅技巧，改变儿童口吃行为

（七）态度

在适当的情况下，儿童应该倾听治疗师与父母间的谈话，我们也应该学会如何与他交谈。当成人说话出现错误时也不是一件大事，我们能够改正错误。另外，错误并非"坏事"，这可以提示父母或治疗师与儿童口头交流时需要尽量不用评价性单词，如"正确""错误""好""坏""非常好"、而以称赞性的话语，如"我们的想法相同"和"他画的一张漂亮的图"取而代之，让他感到不必费力说话，我们也能参与他的谈话。我们可以将这种策略与治疗口吃的其他策略结合使用。

医生与父母共同努力，减少流畅性干扰因素，建立流畅技巧，改变儿童口吃行为。

四、成人口吃的治疗

成人口吃的治疗方法也适合较大年龄又能配合治疗的儿童，在方式上可以采用强化的形式，用1～2周的时间口吃者集体的强化训练，也可以到医院接受语言治疗师的训练，每次训练的时间为0.5～1小时，但后者治疗需要的时间较长。

（一）控制言语节律与速度

一些语速非常快的口吃患者可以用节拍器控制口语语速，节拍器上具有不同刻度可以按要求设定需要选定速度，开始可以从每1分钟40拍节开始训练，逐渐提高速度，也可以用口吃训练仪器训练。

（二）韵律训练

可以利用韵律的方式治疗，例如选用一些单词让患者将字与字之间用韵律连起来，熟练以后可以用同样的方法训练句子。另外也可以让患者先用"哼"语的方法将词读出来，再用口语读出，句子训练的方法相同。

（三）齐读

另一种可以减少不流利数量的技术是治疗师与口吃患者同声朗读。

齐读训练是改变了说话者的听觉反馈。这种反馈包括了不同的成分。我们从关节、肌腱和肌肉感受器中获得构音器官运动和位置的反馈，即本体感受性反馈；我们从感受触觉和空气压力改变的感受器中获得构音器官，如唇、牙槽和舌相互接触的反馈，即触觉反馈；另外，我们听自己说话，即听觉反馈。这种听觉反馈包括两个成分。我们通过气传导听他人说话，通过骨传导听自己说话。同声朗读时的听觉反馈与正常朗读不同，尤其是气传导参与其中。说话者不仅听到他自己，还同时听到别人和他一起读。也许正是这种听觉反馈的改变使它对言语流利性产生了效果。

（四）听觉反馈仪器的训练

近年来，医学专家都意识到了口吃听觉反馈的重要性，改变听觉反馈对提高口吃者言语流利性的潜在临床价值被越来越多的人认识，尤其是延迟听觉反馈的引用受到了广泛的关注。

许多研究表明延迟听觉反馈对正常人言语的直接效应是声音的省略、替代和添加，音节的重复。间接的效应是减慢语速和提高音响和音调，这是说话者为克服延迟听觉反馈的直接效应而产生的。

一些学者做了进一步的研究发现延迟听觉反馈与效应年龄、延迟时间、性别、语速、语言的掌握、音响、单耳和双耳的输入、效应持续时间等因素可能有关。但存在明显的年龄因素。越年轻，对延迟听觉反馈效应越敏感。这似乎提示随着年龄的增长，在言语的产生中对听觉反馈的依赖减少。

【案例分析】

根据吴某的表现，对照口吃治疗的标准：言语不流利的数量在正常范围内；流利程度在正常范围内持续至少5年；不再认为他/她有流利性障碍或再次发生此类问题。吴某应进行控制言语节律与速度、韵律训练、齐读、听觉反馈仪器等训练。

学习检测

1. 口吃的定义是什么？
2. 成人口吃训练的方法有哪些？

项目八

吞咽障碍 ————————————————

学习目标

1. 掌握正常吞咽过程的分期和康复治疗。

2. 熟悉吞咽障碍的主要评估方法。

3. 了解吞咽的神经解剖基础。

吞咽障碍是由多种原因引起的、发生于不同部位的吞咽时咽下困难。吞咽障碍可影响摄食及营养吸收，还可导致食物误吸入气管引发吸入性肺炎，严重者可危及生命。

▍任务一　吞咽障碍

案例导入 ◀

> 刘某，女，31岁，主因吞咽障碍4个月余入院。患者于4个月前突发头晕，十几秒后缓解，未诊治。约5个小时后出现吞咽哽噎感，于当地就诊，行头颅CT检查未见明显异常。14小时后头晕加重，伴随天旋地转，恶心呕吐。右侧肢体力弱，站立不稳。送至医院后诊断"脑干梗死"给予输液治疗，头晕逐渐缓解，2个月后可行走，但仍有吞咽障碍。
>
> 思　考 ....
>
> 为什么会出现吞咽障碍？

一、正常吞咽的解剖

吞咽的解剖区域包括了口腔、咽部、喉部及食管。

（一）口腔解剖

口腔前部为口唇，侧面为脸颊，上部为上牙列、硬腭、软腭、悬雍垂，下部为下牙列、下颌、口腔底，舌头（图8-1）。脸部及口腔内肌肉有面肌、咀嚼肌、腭肌、舌肌、舌骨肌。硬腭、上列牙龈、上唇感觉由上颌神经支配，舌头、下列牙龈、口腔底及脸颊黏膜由下颌神经支配。舌头前2/3味觉由面神经支配，后部1/3由舌咽神经支配，同时舌咽神经支配咽后壁的感觉。面肌作用是进行食物吞咽和保持在口腔内；咀嚼肌参与咀嚼、搅拌、食物形成；腭肌使食团的口腔内保持、向咽部移送、鼻咽腔封闭；舌肌参与咀嚼、食团形成、食团推送；舌内肌改变舌型；舌外肌改变舌头位置；舌骨肌起伴随舌骨运动上下移动咽部，参与吞咽反射的作用；舌骨上肌作用是在舌骨上部运动，提高舌骨；舌骨下肌降低舌骨。

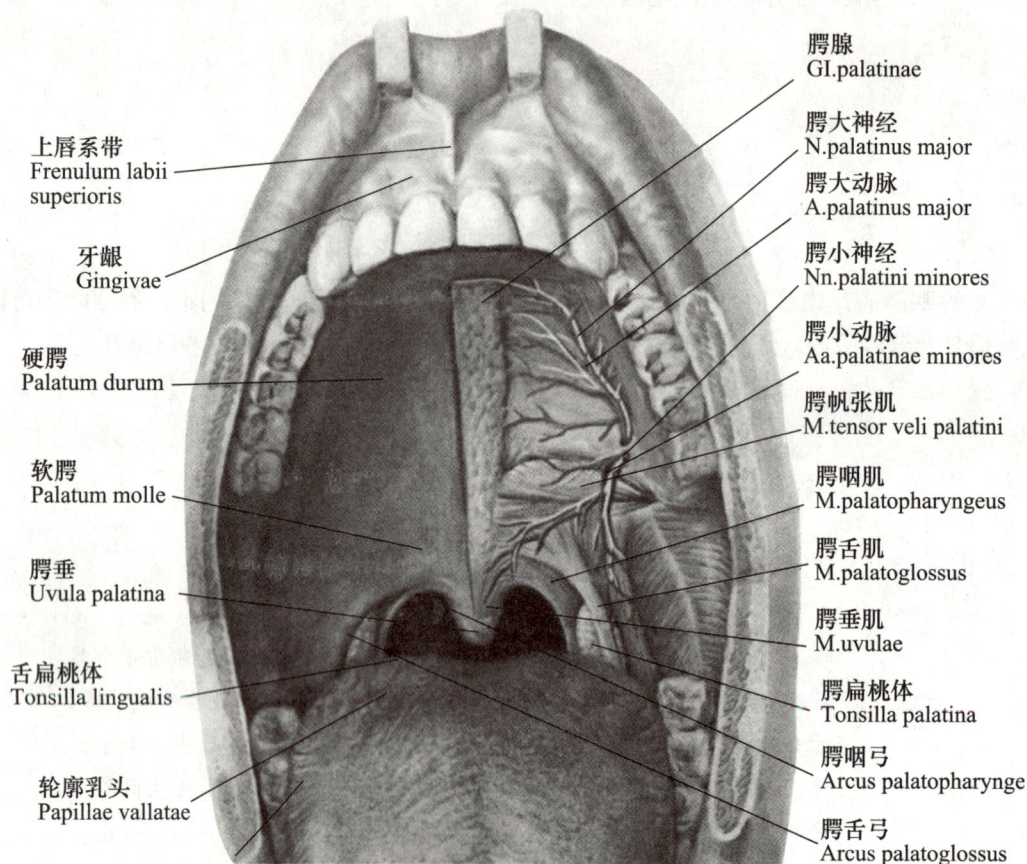

图8-1　口腔解剖

（二）咽部解剖

咽部可分为鼻咽、口咽、喉咽三部分。分别与鼻腔、口腔和喉腔相通。与吞咽关系密切的是口咽和喉咽两部分。

1. 鼻咽　位于颅底和软腭游离缘（第 2 颈椎体下缘高度）之间。鼻咽向前经鼻后孔与鼻腔相通。

2. 口咽　口咽介于软腭游离缘和会厌上缘之间，相当于第 3～4 颈椎高度。向前经咽峡通口腔，向下通喉咽，向上通鼻咽。咽峡为悬雍垂、腭舌弓、腭咽弓、软腭游离缘和舌背共同组成的环状狭窄部。舌根与会厌之间有正中的舌会厌襞，与两侧的咽会厌襞所形成的会厌谷，常为异物或食物停留处。

3. 喉咽　从会厌上缘，向下至环状软骨下缘之间。相当于第 4～6 颈椎高度。上宽下窄，其下端是咽腔最窄处。喉口由杓会厌襞围成，前高后低。喉口与咽侧壁间成凹窝状下陷，称为梨状窝。在吞咽时，食物可滞留于此（图 8-2）。

4. 发挥咽部功能的肌肉分纵行肌与环状肌　其作用和神经支配见表 8-1。咽部的感觉神经为三叉神经、迷走神经、舌咽神经形成神经丛。

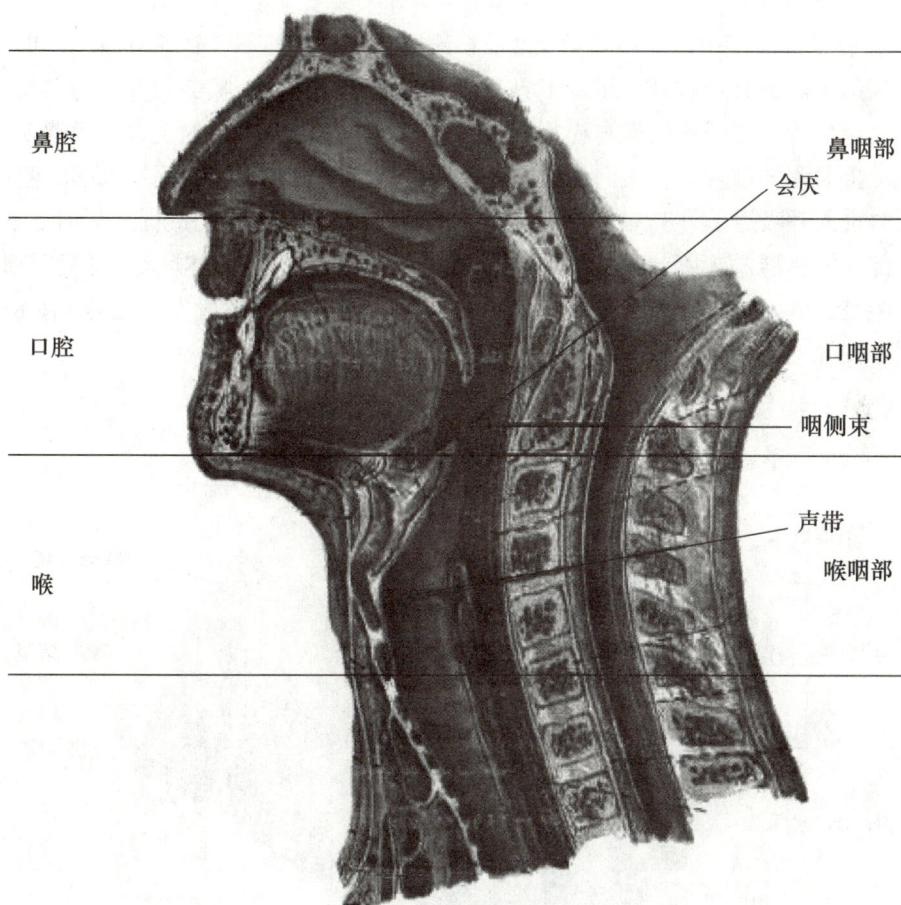

图 8-2　咽喉的解剖

表 8-1　咽部肌肉的作用和神经支配

纵行肌：提高咽部		
茎突咽肌	抬高并扩张咽部	舌咽神经
咽鼓管咽肌	抬高鼻咽侧壁	
环状肌：收缩咽部		
咽上缩肌	咽部蠕动式运动	迷走神经
咽中缩肌		
咽下缩肌（包括甲咽肌和环咽肌）	参与发声和吞咽	
甲咽肌	发声时收缩咽部	
环咽肌	作为食道上括约肌安静时持续收缩，食团通过时松弛	

（三）喉部解剖

喉部位于颈前正中线，相当于第 3～6 颈椎高度。喉部不仅是呼吸通道，也是发音器官。喉的上界为会厌软骨上缘，下界为环状软骨下缘。进入喉部的入口为喉前庭。此部位由会厌软骨、杓会厌皱襞与杓状软骨围成。其下端是假声带的上方。吞咽食物时，喉随咽上提且稍向前移，舌根向后方压迫会厌向下封闭喉口，使食团进入咽，避免食物在吞咽时进入呼吸道（图 8-3）。喉肌可分为两组，一组是指附着于颅底、舌骨、下颌骨、胸骨等部分的肌群，如舌骨上、下肌群、咽下缩肌等，完成喉的整体运动，详见咽部解剖。另外一组是指喉内肌，起、止点均在喉部，收缩时使喉的有关软骨发生运动（图 8-4），其作用及神经支配见表 8-2。喉部感觉神经为喉上神经的感觉支。

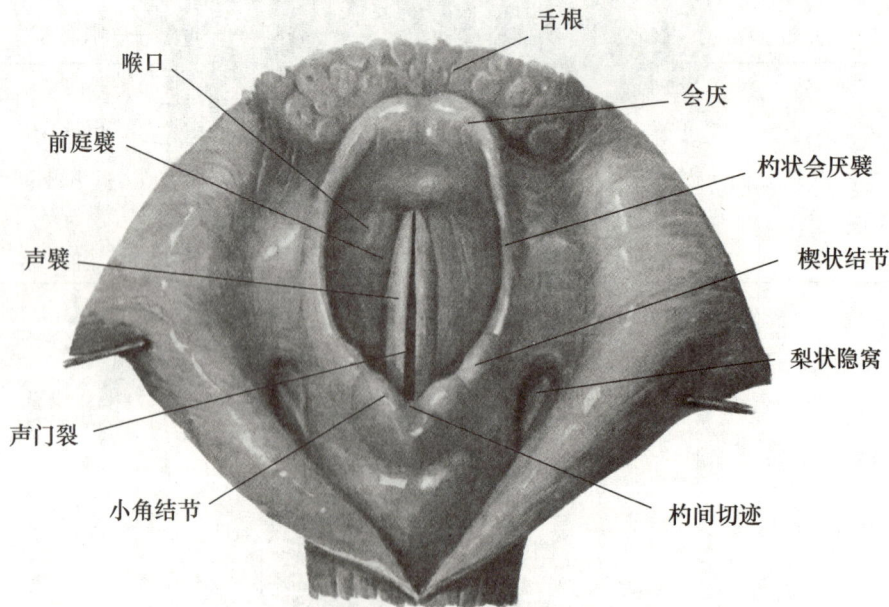

图 8-3　喉的解剖

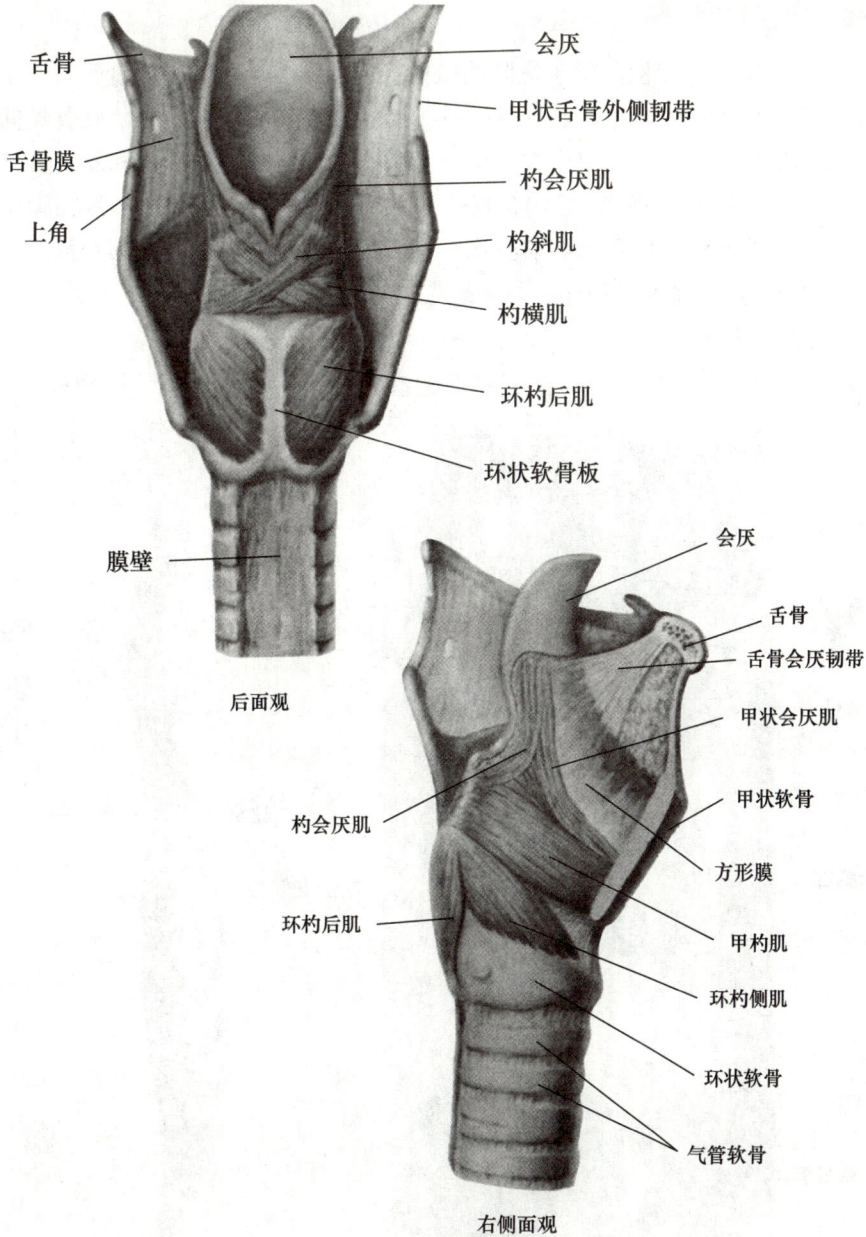

舌骨

会厌

舌骨膜

甲状舌骨外侧韧带

上角

杓会厌肌

杓斜肌

杓横肌

环杓后肌

环状软骨板

膜壁

后面观

会厌

舌骨

舌骨会厌韧带

甲状会厌肌

杓会厌肌

甲状软骨

方形膜

环杓后肌

甲杓肌

环杓侧肌

环状软骨

气管软骨

右侧面观

图 8-4　喉肌解剖

表 8-2　喉部肌肉的作用和神经支配

喉外肌		
环甲肌	拉长声带，使之紧张	喉上神经
喉内肌		
环杓侧肌	声带并拢并轻度松弛	
环杓后肌	开大声门，紧张声带	
杓横肌	声带闭合，轻度紧张	喉返神经
杓斜肌和杓会厌肌	缩窄声门，缩小喉口甚至关闭	
甲杓肌	松弛声带，关闭声门	

（四）食管解剖

食管是一个富有伸缩性，近乎塌陷的肌性管道，长 23～25cm。食管有三个生理性狭窄。第一狭窄是食管入口处，在环状软骨下缘，因环咽肌收缩将环状软骨拉向颈椎，使其成为食管最狭窄处；第二狭窄相当于第 4 胸椎平面，是主动脉弓和左主支气管横过食管前壁之处；第三狭窄相当于第 10 胸椎平面，是穿过膈食管裂孔，为膈脚压迫处。这 3 个比较狭窄的部位是食管最容易受伤和异物最易停留的部位，尤其是第一狭窄处更为突出（图 8-5）。（食管肌肉作用与神经支配如表 8-3 所示）

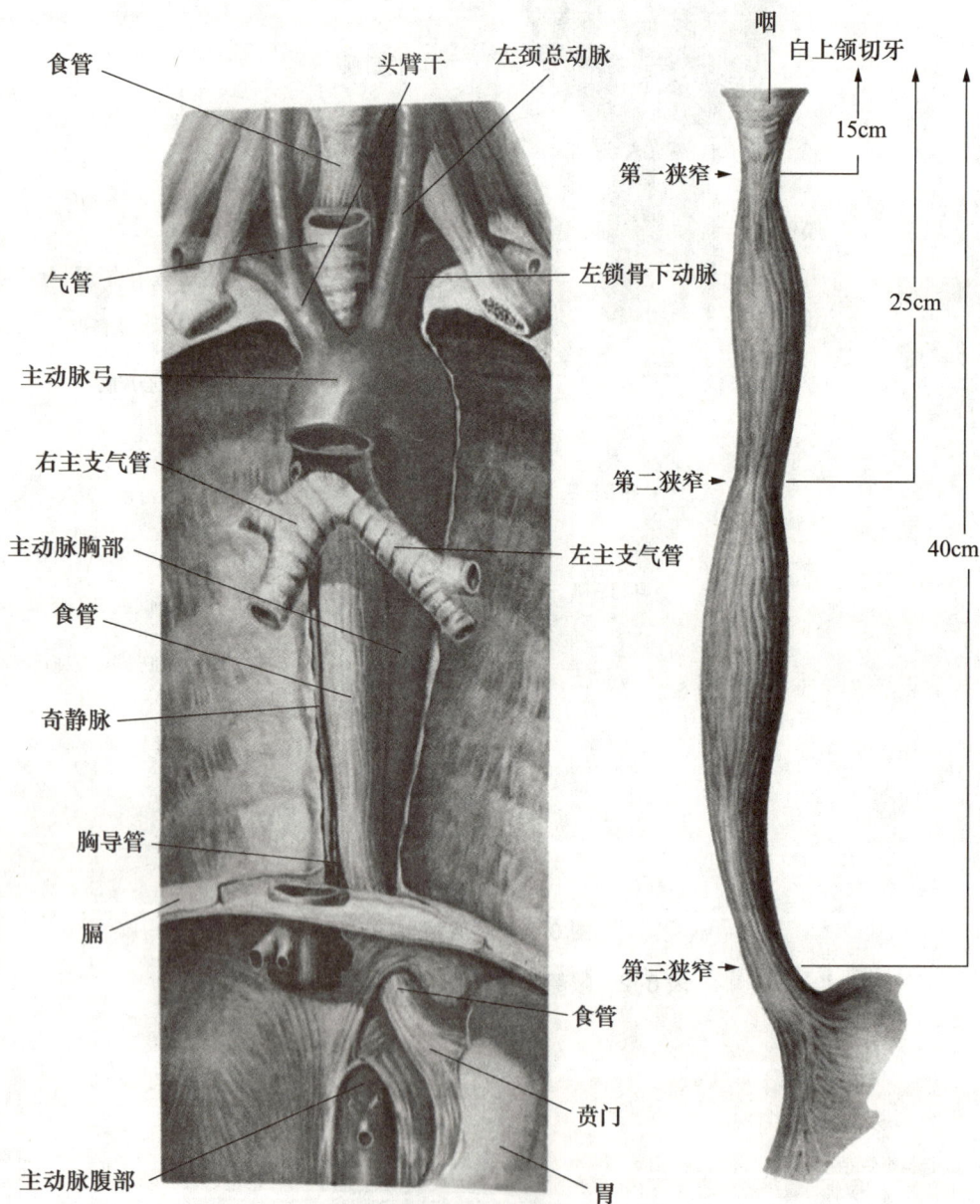

图 8-5 食管解剖

表 8-3　食管肌肉作用与神经支配

食管上部为横纹肌，下部为平滑肌		迷走神经
内侧的轮匝肌	蠕动运动	奥尔巴哈神经丛
外侧的纵行肌		

二、吞咽障碍的定义和分类

（一）吞咽障碍（dysphagia）

吞咽是一种复杂的运动，需要有良好的口腔、咽、喉和食管的结构和功能的协调。吞咽障碍是由于下颌、双唇、舌、软腭、咽喉、食管括约肌或食管功能受损，不能安全有效地把食物由口送到胃内取得足够营养和水分的进食困难。在此过程中任何部位的疾病均可引起吞咽障碍，如神经系统疾病、炎症、肿瘤，机械性或者化学性损伤等。

（二）发病原因及分类

按照有无解剖结构异常，分为器质性吞咽障碍和功能性吞咽障碍。

1. 器质性吞咽障碍　由于口、咽喉、食管等解剖结构异常造成的吞咽障碍。常见病因有：急慢性炎症、肿瘤、机械性压迫、手术、放疗、外伤等。

2. 功能性吞咽障碍　由中枢神经系统或末梢神经系统障碍、肌病等原因造成口、咽喉、食管运动异常所引起的障碍。包括：

（1）口腔、咽喉部功能性吞咽障碍。

① 中枢神经系统障碍：脑卒中、帕金森病、多发性硬化、脑炎、脑肿瘤、重度、脊髓空洞症等。

② 末梢神经系统障碍：多发性颅神经炎、肿瘤及外伤等。

③ 神经肌肉接头处疾病、肌病：重症肌无力、肌源性肌萎缩症、胶原病、代谢性肌病、淀粉样变性肌病等。

④ 心理性障碍：癔症。

（2）食管的功能性吞咽障碍：胃食管反流引起的运动障碍、食管痉挛、特发性失迟缓症、肌病等。

三、吞咽障碍的主要症状

（一）进食或饮水后咳嗽

进食过程中或者进食后呛咳，特别是饮水后呛咳更明显。常因脑卒中后感觉功能减退，吞咽反射减弱或消失，加之水或流体对咽部的刺激较轻，进入咽部速度较固体和半流质食物快，所以很容易在吞咽反射未完全启动之前已经流入呼吸道而引起呛咳。

（二）食物残留口腔和喉腔

由于口控制能力和食物咀嚼能力减弱，舌肌和软腭部肌肉无力，食物会残留在口腔的前部和两侧，环咽肌功能障碍时，食物大量残留于喉腔。另外吞咽反射消失或延迟，口部和咽喉部残留的食物易在吞咽前、中或者吞咽后，被误咽入气管，引发呛咳。

（三）流涎

口唇肌肉控制减弱，不能缩唇，舌肌运动减弱，唾液向后推送吞咽能力减弱，不能及时吞咽导致经口唇流出。

四、吞咽障碍的不良后果

（一）吸入性肺炎

由于吞咽障碍，固体或流质食物，口咽分泌物急性或者慢性误吸或者胃内容物反流，误吸入气管进入肺部导致患者咳嗽、咳痰、发热以致造成吸入性肺炎。

（二）营养不良和脱水

营养不良多由进食恐惧、吞咽困难或者消化不良引起。脱水是指身体组织内缺乏足够的水和电解质来维持健康。神经损伤的患者，因为反复误吸呛咳导致进食水恐惧，减少进食水量，造成脱水。反之，脱水会导致唾液分泌减少，食团形成和推送困难，进一步加重吞咽障碍。

五、吞咽过程分期、生理和障碍表现

吞咽过程：指的是从人们认识食物开始，经过口腔、咽喉、食管，最后进入胃部的整个过程。共分为五个阶段。

（一）先行期

吞咽过程的最初阶段，是指人们从视觉、嗅觉、触觉、听觉等感官及过去的饮食经验，来感受所摄取食物的硬度、一口量、温度、味道、气味、决定进食速度与食量，同时预测口腔内处理方法，直至入口前的阶段。见表8-4。

表8-4 先行期的步骤、解剖、障碍表现

生理功能	解剖部位和神经支配	神经系统表现	摄食—吞咽障碍表现
清醒及注意力的症状	脑干网状结构—丘脑—丘脑下部皮层投射系统	轻度意识障碍，注意力下降	摄食开始困难，摄食行为中断
空腹感、食欲的形成	丘脑下部—大脑边缘系统—额叶	厌食、神经性食欲不振	食欲低下、异常
食物的认知	（主要）眼—枕叶—额叶	左半侧空间忽略	左侧进食残留
摄食程序的异常	额叶	主要为额叶障碍	狼吞虎咽，什么都入口，异食
摄食动作的开始，执行	额叶—运动区—锥体束—肌肉	观念失用 情感失禁 吞咽犹豫	使用餐具的方法失用 进食时强哭强笑 吞咽开始困难
姿势控制，上肢运动控制	椎体外系，小脑系统	运动时震颤，意向性震颤，运动时肌阵挛	不能抓取食物，不能纳食
其他		口腔过敏	讨厌食物入口

（引用日本吞咽障碍临床研究会，1998）

（二）口腔准备期

准备期是准备吞咽食物的时期，也就是让食物方便吞咽，在口腔内进行加工处理的阶段。

此阶段又可细分为以下几个步骤：

1. 摄食　张合上下颌及嘴唇，将食物送入口中的动作称之为摄食。
2. 咀嚼、加工处理　指上下颌、舌头、脸颊协调运动，做出咀嚼和研碎食物的动作。
3. 移送、形成食团　食物在口腔内被咀嚼成碎块之后，并不能直接吞咽，需要与唾液混合成黏稠的块状物体，之后再集中在舌头的中央，这个过程称为移送、形成食团，而集中在舌头上的块状食物就称为"食团"。纳入口腔内的食物因形态不同有不同的处理和加工。为使食物有可能在口腔内进行处理加工，原则上口腔必须为封闭空间。也就是说，前方口唇关闭，后方舌根与软腭相接，避免食物落入咽部。

（三）口腔期

口腔期是指咀嚼形成的食团通过舌头的运动被送往咽部的过程。通常需要 $1 \sim 1.5$ 秒。口腔期一经开始，舌尖即开始向舌上方运动，舌与腭的接触扩大至后方，把食团向后推送。几乎与此同时，软腭开始提高，舌后部下降，舌根稍稍前移，食团开始流入咽部。软腭随之上升，与向内前方突出的咽喉壁接触，封锁鼻咽。

口腔准备期和口腔期是吞咽过程中由意识控制的，其持续时间可长可短。一旦食物到达舌后部并通过咽峡，吞咽动作则变为反射性行为而不受意识的控制。在舌的驱动力（或称为舌投入动作或推进动作）作用下将食团推入咽部时，口腔期结束，咽期开始。具体生理功能及障碍表现见表 8-5。

表 8-5　口腔准备期、口腔期生理功能和障碍表现

生理功能	关节及肌肉	神经支配	障碍表现
闭唇功能	口轮匝肌	面神经	食物成分漏出 唇闭合功能丧失 舌推进动作无效 产生无效压力
咀嚼： 腭活动度 腭肌收缩性	颞下颌关节咬肌 颞肌 翼状肌	三叉神经	疼痛、头疼 关节弹响 下颌运动能力下降 无效咀嚼 口腔期时间延长
口中食团定位能力： 舌活动度 颊部肌肉收缩性	舌内肌群 舌外肌群 颊肌	舌下神经 面神经	无效咀嚼 口腔期时间延长 下一期不同步 舌推进动作无效

（四）咽期

咽期是指食团通过反射运动从咽部进入食管的过程。食团通过咽峡进入咽部，之后瞬间反生一连串的吞咽反射。正常情况下，在 1 秒钟内，食团被送入食管。在此阶段，为了不让食物误入呼吸道，许多肌肉进行协调运动。首先，通过舌根的推挤，食团在口

咽被舌、软腭和咽壁包围，出现向下的咽蠕动波。其次，喉部抬高、喉腔封闭，会厌呈水平状。舌骨最大限度地移至前上方，喉部也接近舌骨，会厌下倾。再次，咽部的收缩到达口咽，软腭下拉，在口咽的位置封闭咽峡。最后，咽部的收缩进至喉咽，口咽由于咽壁、舌根及软腭的紧贴完全封闭，喉腔依然封闭。食团被送入颈部食管，各器官位置复原。咽喉呼吸道重新开通。具体生理功能及障碍表现见表8-6。

表8-6　咽期生理功能和障碍表现

生理功能	关节和肌肉	神经支配	障碍表现
具有抬高和关闭喉部的功能 喉部肌肉收缩性 喉部活动度	甲状软骨环状软骨 杓状软骨 舌骨 喉内肌和喉外肌	三叉神经 舌咽神经 迷走神经	食物残留 渗透 误咽 分次吞咽 不能有效地同步松弛环咽肌
具有收缩咽部的功能 咽部肌肉收缩性	咽上、中、下缩肌	舌咽神经 迷走神经	食物残留 渗透 误咽 分次吞咽 不能有效地同步松弛环咽肌

（五）食管期

食管期指的是食物进入食管，并且被送进胃部的阶段。食团进入食管后，由于蠕动运动和重力向下移动。液体大约需要3秒，固体食物则是8～20秒。但是在老年人中，食管蠕动速度较慢。此时顺利将食团送入胃部，防止反流至关重要。食管有相应的三处生理性狭窄（见前述），其中食道入口处和贲门处有括约肌，防止食团从胃部反流。括约肌呈环状，安静时为收缩状态，食团通过时开放（表8-7）。

表8-7　食管期生理、解剖和障碍表现

生理功能	肌肉	神经	障碍表现
具有松弛和使上食管括约肌（UES）开放的能力 UES收缩性 UES正常神经支配 完整神经通路以提供食团前进反馈信息	咽缩肌下段 环咽肌 食管肌肉上段	舌咽神经 迷走神经	食物残留 渗透 误咽 分次吞咽 反流 不能有效同步
食管肌肉收缩能力 食管肌肉收缩性	食管横纹肌和平滑肌	迷走神经	食物反流 滞留 渗透 误咽 动力障碍

如现在有一碗热腾腾的豆腐汤，我们都不会贸然就把大块豆腐往嘴里塞吧？经验告诉我们，那是一种很烫、很软且很容易咀嚼的食物。所以，我们会先取少量放在嘴边确认温度，然后再放在口中轻轻碾压，一定不会用啃骨头的力度咀嚼。这样的食用方式，只有在我们对此食物拥有充分的认知，并且经口进食时才能完成。同时先行期的另外一个重要的功能是，当食物的信息通过视觉、听觉、嗅觉等感觉器官被送往大脑皮层，如确认为食物，唾液、胃液的分泌会变的旺盛做好进食准备。

【案例分析】

吞咽是一种复杂的运动，需要有良好的口腔、咽、喉和食管的结构和功能的协调。吞咽障碍是由于下颌、双唇、舌、软腭、咽喉、食管括约肌或食管功能受损，不能安全有效地把食物由口送到胃内取得足够营养和水分的进食困难。在此过程中任何部位的疾病均可引起吞咽障碍，如神经系统疾病、炎症、肿瘤，机械性或者化学性损伤等。根据刘某的情况，应为吞咽障碍，主要引起原因是患者脑干梗死而导致吞咽功能异常。

■ 任务二　吞咽障碍的评定

案例导入 ◆

刘某，女，31岁，主因吞咽障碍4个月余入院。患者于4个月前突发头晕，十几秒后缓解，未诊治。约5个小时后出现吞咽哽噎感，于当地就诊，行头颅CT检查未见明显异常。14小时后头晕加重，伴随天旋地转，恶心呕吐。右侧肢体力弱，站立不稳。送至医院后诊断"脑干梗死"给予输液治疗，头晕逐渐缓解，2个月后可行走，但仍有吞咽障碍。

思　考

怎样对刘某进行吞咽障碍的评定？

一、吞咽功能临床检查法（clinical examination for dysphagia，CED）

吞咽功能临床检查法主要包括患者主观上吞咽异常的详细描述；相关的既往史；有关的临床观察和物理检查。检查目的是确定吞咽困难是否存在；提供吞咽困难解剖和生理学依据；确定患者有关误吸的危险因素；确定是否需要改变提供营养方式，以改善营养状态，为吞咽困难进一步检查和治疗提供依据（表8-8）。

表8-8 吞咽障碍的临床检查

（一）主诉

检查者往往可以得到关于病因的重要线索，由于精神和言语障碍等原因，常常需要从患者家属和护理人员处获得

1. 发生的部位和时间

口内：咀嚼、食团聚集、吞咽起始困难；咽部：吞咽时出现；或者噎呛发生于吞咽完成后，提示残留物误吸；食管：症状由吞咽引起；胸骨后疼痛

2. 吞咽障碍的持续时间

与某种事件（脑卒中、服食药丸等）有关的突然发病或缓慢发病

3. 吞咽障碍的频度

间断或持续的吞咽障碍

4. 加重和缓解的因素

（1）固体、半固体和流食。神经性吞咽障碍常常为液体、固体吞咽障碍，特别是液体较固体、半流质更为困难。肿瘤患者常常进食固体食物较液体困难

（2）冷热的影响。重症肌无力进食冰冷食物可引起咽肌收缩导致吞咽障碍，多数神经系统病变导致咽期吞咽障碍，冷液体可促进吞咽

（3）是否用吸吮法，有无头颈部转动或者倾斜

（4）症状是否出现在疲劳时

5. 合并症状

（1）梗阻感

　①肿瘤

　②神经系统病变导致肌力下降、运动不协调或食管活动失常

　③外伤、瘢痕形成

（2）口咽疼痛。较少与中枢神经系统损伤有关，多于炎症、肿瘤有关

（3）鼻腔反流。食物从鼻腔流出，多见软腭功能异常、下咽机械性梗阻

（4）口腔异味。口腔卫生、食物残留、牙及牙周疾病、口腔黏膜病变

（5）吞咽时的噎塞和咳嗽

（6）肺炎史。反复发作性吸入性肺炎，常与神经肌肉不协调导致频繁误吸食物或者被细菌感染的唾液有关

（7）其他呼吸系统症状（慢性咳嗽、哮喘等）。食管上括约肌功能障碍，食管反流瘀滞物进入呼吸道

（8）胃食管反流（烧心）。食管下括约肌功能失常，胃内容物重新进入食道，睡眠时易误吸入呼吸道

（9）胸痛。排除了冠心病等相关疾病以外，要考虑弥漫性的食管痉挛，剧烈疼痛可放射到背、下颌、颈和左臂，烧灼感可以鉴别

6. 继发症状

（1）体重减轻，营养不良和脱水而导致者

（2）饮食习惯改变

（3）食欲改变

（4）味觉变化

（5）口腔干燥或唾液黏稠

（6）言语和嗓音异常

（7）睡眠不好

（二）既往史

1. 一般状况

2. 家族史

3. 既往的吞咽检查

4. 神经系统病史

5. 呼吸系统疾病史

6. 外科情况

7. X线检查

8. 精神/心理疾病史

9. 目前的治疗

10. 服药情况 现在和既往服药情况，处方药，非处方药

（三）临床观察

1. 胃管

2. 气管切开术（管的种类）

3. 营养和脱水情况

4. 流涎

5. 精神状态

（1）注意力

（2）定向力

（3）接受/表达语言

（4）视知觉与运动功能

（5）记忆障碍

（四）临床检查

目的：找出病因；决定经口进食方案和选择营养管理的办法；评价保护呼吸道的能力；决定辅助的诊断性测试

1. 言语功能（嗓音、共鸣、发音）

2. 体重（了解吞咽障碍的严重程度）

3. 吞咽肌肉和结构

（1）面部表情肌：决定有无食物残留于唇沟和颊沟内

（2）咀嚼肌：影响食团形成和推送

（3）生理反射：咽反射、呕吐反射、咳嗽反射，若咳嗽反射减弱或消失，导致隐匿性误吸，容易产生吸入性肺炎

（4）病理反射：吸吮反射、咬合反射等。影响食物入口及口腔内咀嚼，食团形成

（5）口腔黏膜：决定口腔内感觉的敏感性、食团形成、推送及口腔卫生

（6）牙齿：缺失、活动或有无义齿，决定咀嚼能力，食管异物风险

（7）腭咽肌：决定是否有鼻漏气、食物反流入鼻腔，吞咽无力等

（8）舌：决定口腔内咀嚼，食团形成和推送的能力，是否有食物残留，吞咽时有无误吸、反流等

（9）感觉：敏感或减弱、消失。决定对食物的感知及控制能力、气道保护能力

（10）喉内肌：影响声带闭合、咳嗽能力等，决定呼吸道的保护能力

（11）喉外肌：影响喉上抬幅度，决定咽期功能

（12）吞咽测试

二、客观评估

（一）反复唾液吞咽试验（repetitive saliva swallowing test，RSST）

反复唾液吞咽试验是由日本学者才藤荣一在 1996 年提出，是一种测定随意性吞咽反射启动的方法。决定吞咽功能的要素分为吞咽反射的启动和吞咽运动的协调性，其中吞咽反射的发生，可由喉部上抬来完成。吞咽反射启动困难经常是假性球麻痹等功能性吞咽障碍的问题所在。

1. **方法**　患者原则上采用坐位，卧床时采取放松体位。检查者将手指放在被检查者的喉结及舌骨处，让其尽量快速反复吞咽，喉结和舌骨随着吞咽运动，越过手指，向前上方移动再复位，确认这种上下运动，下降时刻即为吞咽完成时刻。

2. **结果**　观察 30 秒内完成吞咽的次数和喉上抬的幅度。完成次数 ≥ 3，即可。吞咽次数小于 3 次或者喉上下移动小于 2 cm，即视为异常。

3. **注意事项**　① 口腔卫生较差，有炎症时，需提前进行口腔清洁。② 口腔干燥导致吞咽障碍时，用 1 mL 水滴在舌背上，或进行人工唾液喷雾。

（二）洼田氏饮水试验

洼田氏饮水试验是由日本人洼田俊夫在 1982 年设计提出的，主要通过饮水来筛查患者有无吞咽障碍及其程度。

1. **方法**　先让患者喝下两三口一茶匙水，如无问题，以水杯盛 30 mL 温水递给坐着的患者，让其"像平常一样喝下"，观察患者饮水经过，并记录所用时间、有无呛咳、饮水状况等。饮水状况的观察包括啜饮、含饮、水从嘴唇流出、边呛边饮、小心地喝等表现。

2. **分级**　按 5 级分级进行评价记录。

Ⅰ级：可一次喝完，无呛咳

Ⅱ级：分两次以上喝完，无呛咳

Ⅲ级：能一次喝完，但有呛咳

Ⅳ级：分两次以上喝完，且有呛咳

Ⅴ级：常常呛住，难以完全喝完

3. **诊断标准**

正常：分级Ⅰ级，5 秒内喝完

可疑：分级Ⅰ级，5 秒以上喝完；分级Ⅱ级

异常：分级Ⅲ、Ⅳ、Ⅴ级

如引用一茶匙水就呛住时，可休息后再次进行，两次均呛住属于异常。

（三）改良饮水试验（modified water swallow test，MWST）

改良饮水试验可以适用于重度吞咽障碍患者。

1. 方法　检查者一手将 3 mL 冷水注入患者的口腔底部，另一只手按照 RSST 的方法触摸患者的颈部。然后让患者将水咽下。记录患者的吞咽运动，观察呛咳、呼吸变化和湿音并进行评级。呼吸变化：出现憋气或者喘气急促等现象。湿音：有痰的时候出现的呼噜呼噜的声音。

2. 分级　不能判断：没有吞咽动作，没有反应。

1a：没有吞咽动作，没有呛咳，有呼吸变化和湿音等反应

1b：没有吞咽动作，有呛咳

2：　有吞咽动作，没有呛咳，但有显著的呼吸变化（怀疑可能有隐性误吸）

3a：有吞咽动作，没有呛咳，有湿音，没有呼吸变化

3b：有吞咽动作，有呛咳，有湿音，没有呼吸变化

4：　有吞咽动作，没有呛咳，没有湿音，没有呼吸变化

5：　有吞咽动作，没有呛咳，没有湿音，没有呼吸变化。30 秒以内可以再进行 2 次相同的 MWST

饮水时候的状态需要记录：吸水，含水，水从口中流出等。

3. 注意事项

（1）注入水的时候不要注入舌背，以防止水直接流入咽头造成误吸。

（2）如果出现吞咽动作的话，让患者发"啊"等音，确认是否存在湿音。

（3）如果没有湿音的话，让患者进行 2 次反复空咽动作。如果 30 秒内不能进行两次，记做 4 级，如果可以进行 3 次以上，再次从头追加进行 MWST（3 级以下的时候不进行追加试验）。

（4）最多追加 2 次 MWST，如果都没问题，评价为 5 级。如果有问题，最后的评级取最差一次的评级。

（5）不能判断隐形误吸。

（6）口腔不清洁的患者需提前做好口腔清洁。

（7）口腔干燥的患者可提前给予少量水或人工唾液，让口腔湿润后进行。

（四）冰刺激引发吞咽测试

1. 方法　用冰冻的棉棒在腭舌弓擦拭 2～3 回，闭口后促进其吞咽。测算闭嘴时和产生吞咽反射之间的时间。左右随机刺激数次，检查是否存在差别。

2. 诊断标准　刺激引起吞咽反射时间：3 秒内，进行临床跟踪；3～5 秒，进行饮水测试；5 秒以上需进行仔细检查。如无吞咽反射启动或者仅因此项测试就发生呛咳时，即有吞咽障碍（图 8-6）。

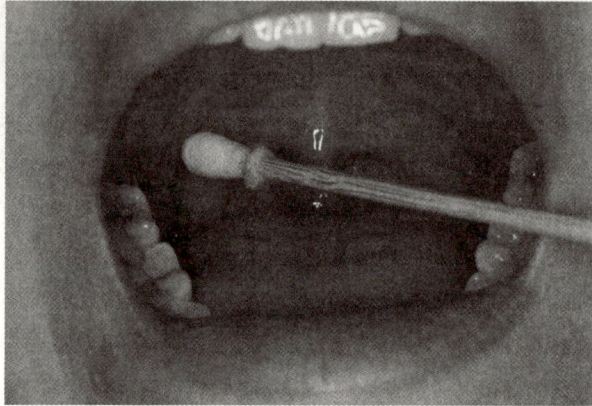

图 8-6　冰刺激引发吞咽测试

（五）颈部听诊法（cervical auscultation）

1. 方法

（1）咳出口腔内及咽喉内存留的分泌物。

（2）在确定呼气音清晰后，放置 1～5 mL 液体或低黏度液体于患者口腔内并保留。

（3）放置听诊器于喉的外侧缘，嘱患者正常吞咽。

（4）听取吞咽时的声音。

2. 应用

（1）界定呼吸周期（呼气相和吸气相）。

（2）吞咽时呼吸是否停止。

（3）吞咽起始位于呼吸周期的哪部分（呼吸相或吸气相）。

（4）吞咽前后呼吸音做对比，判断是否呼吸道有分泌物或残留物。吞咽后有水泡音，认为有误吸的危险情况。

（六）电视透视下吞咽功能检查 Videofluoroscopy Swallowing Study（VFSS）

由于吞咽是动态并且快速完成的过程，电视透视下的检查特别适合研究这部分的生理功能。透视检查的过程被录像并且可以逐帧慢速回放，仔细分析发现其中活动的异常。一般由放射科医生和语言治疗师合作完成，被认为是吞咽障碍检查的"金标准"。

1. 研究目的和意义

（1）评价吞咽障碍的解剖和生理机制，评价异常吞咽模式。该方法可以观察到吞咽过程的全部动态过程，通过正位和侧位成像可对吞咽的不同阶段（口腔准备期、口腔期、咽期和食管期）的情况进行评估，也能对舌、软腭、咽喉的解剖结构和食团的运送过程进行观察。明确患者是否存在吞咽障碍，吞咽障碍产生的病因、部位、程度，尤其是有无并发肺炎高危风险的隐匿性误吸。

（2）确认并评估能立即制定让患者安全且（或者）有效进食的治疗计划。检查过程中，通过对不同性状食物的观察，确定对于患者来说更加安全的食物性状。当患者需要体位代偿时，可以在 x 线透视下调整不同的体位，寻找对患者来说更有效和更安全的体位。

（3）不足之处：地点必须固定于影像科，患者需接受 X 射线辐射，不能发现咽喉处是否有分泌物储留，不能对吞咽时咽缩肌力量、咽喉部横截面体积等做定性和定量分析。

2. 检查方法

（1）食物种类：一般需要 4 种不同性状的食物：稀液体（水的质地）、稀流质（蜜样质地）、浓稠糊状（布丁质地）和固体。不同性状的食物可以使用水和食物增稠剂按照不同比例调和，再加入造影剂制成。也可以考虑到患者对食物口感的要求，选择果汁、蜂蜜、酸奶或果酱等食物，加入造影剂调制而成。

（2）造影剂选择：

1）含碘的水样造影剂：20 % 泛影葡胺。

2）水溶性硫酸钡混悬液，通常浓度为 20% ～ 60%。

（3）食物用量：根据临床评价结果决定使用含造影剂食物的先后顺序，原则上先液体，然后是黏稠类和固体类食物。即使知道患者可能会出现误吸，也要先给予液体类食物，这样才可以在最开始的几次吞咽时发现误吸的原因和误吸的量。液体食物虽然有可能误吸，但是不至于堵塞呼吸道，并且较容易咳出。食物量从小剂量开始，逐渐加量。每种食物的分量分别为 1 mL、3 mL、5 mL，必要时可给予 10 mL。

（4）实施方法：

1）患者体位：患者可以配合时，可采取侧位和前后位站立或端坐位。如果患者不能独立站、坐，最好坐在头颈部有支撑的椅子上，并用软布固定躯干。根据检查需要或者患者的情况，可选择头高脚低的半卧位，并在吞咽造影中调整为侧卧位或者斜位。

电视透视下吞咽
功能检查

2）食物选择和喂食方法：

① 选用长柄钢匙（糊状或固体食物）或者一次性注射器（液体），将食物送至患者口腔前部，嘱咐患者尽可能咀嚼后一次全部咽下。

② 进食水样食物时，可以逐渐加量，观察患者的吞咽情况，如随着剂量增加患者出现误吸，就可以根据检查结果进行指导以减少误吸。

③ 如果患者以口腔功能障碍为主，可以考虑加大食物剂量或者将食物放置舌根部，刺激吞咽动作发生。必要时可调整体位为半卧位，通过重力作用帮助吞咽启动。

（5）造影范围：透视范围应当摄入前方双唇、上方硬腭、后方咽部后壁、下方呼吸道分叉处和食管。患者的手臂要放于身体侧边，肩膀越低越好，才不会盖到或遮到咽部区域。

（6）观察内容：根据吞咽过程的不同分期，即口腔前期、口腔期、咽期和食管期，吞咽造影检查的观察内容也根据分期不同而有不同。

1）口腔前期和口腔期：观察重点是双唇闭合、舌的搅拌运动、食团的形成和推送、软腭的抬举、鼻咽腔封闭情况及有无食物反流、口腔内食物残留情况。

2）咽期：观察吞咽反射启动的时间、咽缩肌舒缩运动、喉上抬幅度，吞咽后有无食物残留、残留部位及残留量。有无渗透和误吸，误吸发生的时间、误吸发生的食物性

状和食物量及误吸后后有无咳嗽反射。

3）食管期：重点观察食道上括约肌能否开放、开放程度等。

（7）异常表现：

1）侧面像是能提供最多信息的观察位，也是气管和食管分开的最佳观察位。由此位可以观察到是否有食物误吸入气管。观察内容包括吞咽全过程中出现所有异常表现。包括如下内容：

① 残留（residuals）：吞咽后食物仍留在会厌谷和梨状窝内，反复吞咽仍不能排出。如数次吞咽后可排出，称之为滞留（pooling）。

② 渗透（penetration）：造影剂流至喉前庭，未通过声门称之为渗透。

③ 误吸（aspiration）：造影剂进入气管内。

④ 溢出（spillage）：吞咽后大量造影剂在梨状窝或者会厌谷残留，超过其容量后可经会厌缘或者杓会厌皱襞溢入喉前庭。

⑤ 反流（reflux）：造影剂从喉咽腔向上反流入鼻咽腔和口咽腔。

⑥ 环咽肌功能障碍（cricopharyngeal dysfunction CPD）通常指食物到达食管入口时，环咽肌不能松弛或者松弛时间不当。包括：松弛 / 开放不能、松弛 / 开放不完全、松弛 / 开放时间不当。

2）正位像可以观察到吞咽过程的对称性。判断双侧口腔、会厌谷、梨状窝食物残留侧，指导体位代偿。

（七）电视内窥镜吞咽功能检查 Videofluoroscopy Swallowing Study（VESS）

近些年国外已经将吞咽内镜检查作为吞咽功能障碍的一项非常重要的检查方法。与VF比较具有操作地点灵活（可于床旁，适用于重症患者），操作易行，不必接受放射线，可直接观察声门闭合、食物残留、渗透和误吸状态，选择食物自由等优点。

操作过程如下：

1. 患者体位　一般情况患者尽量采取坐位，头直立位，四肢放松的体位。如果患者卧床，可采取半卧位。

2. 麻醉　原则上不建议使用任何麻醉，防止麻醉药影响咽喉部黏膜对食物的感觉能力。如果患者无法耐受，可以考虑利多卡因凝胶局部麻醉鼻腔。

3. 操作程序

（1）在耳鼻喉科医生或康复科医生操作下，将光纤内镜软管经一侧鼻孔进入，经总鼻腔到达鼻咽部，嘱患者做吞咽动作或"g、k"音，观察患者软腭运动情况。

（2）镜头继续深入，至于舌根平面。这个位置可以观察到舌根、咽、喉部结构和运动情况。嘱患者发"i"音，检查杓会厌皱襞、声带内收外展的运动功能。一侧声带或杓会厌皱襞运动减弱或者消失提示声带麻痹。

（3）进食过程：放置镜头于舌根平面，并固定好。经口给予患者食物。食物性状和量的控制参考VFSS。放置食物于口腔前部嘱其自行咀嚼和吞咽，吞咽瞬间因咽肌收缩，阻挡镜头，镜头出现白光，称之为"白镜头"。

4. 注意事项 水内可加入显色剂（亚甲蓝），便于观察。食物残留较多时使用窥镜自带吸引器清理干净后再进行下次吞咽。如有误吸发生时，嘱患者自行咳嗽后用吸引器吸出。

5. 观察内容

（1）咽喉部的解剖结构。

（2）评估咽喉部结构的运动和感觉。

（3）观察分泌物储留位置和量。

（4）通过能否出现"白镜头"判断咽缩力量和提喉幅度。

（5）通过进食不同食物的能力直接评估吞咽功能。

（6）评估代偿吞咽方法的疗效。

内窥镜吞咽检查
观察内容

（八）纤维内窥镜下咽喉感觉功能测定（Flexible Endoscopic Evaluation of Swallowing with Sensory Testing, FEESST）

运用带有送气通道的电视内镜通过发放气体脉冲以评估咽黏膜感觉，用于量化吞咽功能障碍患者的感觉运动是否缺损。

1. 方法 在内镜监视下，将内镜的远端放在距杓部、杓会厌皱襞或声带表面 5 mm 处，通过送气通道发放压力值在 2～10 mmHg 的脉冲气体，以引起声襞内收。在观察咽喉运动功能的同时，了解其感觉阈值。

2. 评判标准 压力值＜ 4 mmHg 为正常感觉阈值，压力值在 4～6 mmHg 为感觉中度减退，压力值＞ 6 mmHg 为感觉重度减退。

3. 意义 反映口咽对食团的感知觉程度和保护呼吸道的能力，判断患者可否经口进食。

（九）其他方法

超声检查、喉肌电图、表面肌电图、测压检查、食管 pH 监测、脉冲血氧饱和度监测等。

【案例分析】

根据情况对刘某进行吞咽障碍检查，包括患者主观上吞咽异常的详细描述；相关的既往史；有关的临床观察和物理检查。检查目的是确定吞咽困难是否存在；提供吞咽困难解剖和生理学依据；确定患者有关误吸的危险因素；确定是否需要改变提供营养方式，以改善营养状态，为吞咽困难进一步检查和治疗提供依据。

任务三 吞咽障碍的治疗

案例导入 ◆

患者男，66岁，主因"吞咽困难走路不稳26天"收住院。头颅MRI示：右侧延髓脑梗死。入院查体音质嘶哑，双唇力量正常，伸舌左偏，软腭抬举左侧减弱，咽反射存在。RSST 30秒无吞咽启动。MWST：1b级。VE检：1 mL液体和3 mL半流食分别置于口腔内，吞咽启动明显延迟，咽缩无力，食物大量残留于会厌谷和梨状窝。VF检查：患者坐位90度，给予3 mL液体，3～5 mL半流质。进食液体少量渗透，可咳出。大量残留于会厌谷和梨状窝。进食半流质，吞咽启动延迟，食道部分开放，下咽约50%，咽后明显残留。VE检查：给予1 mL液体及2 mL糊状食物，口腔内食物控制和推送能力可，吞咽反射延迟，未见有效咽缩，无"白光"现象。食物大量残留于会厌谷和梨状窝，伴梨状窝经劈裂溢出入喉前庭，患者清嗓，咳嗽力量可。应怎样对患者进行吞咽障碍治疗？

思 考

1. 应采取什么方式给予营养？

2. 治疗需要立即开始吗，采取何种类型的治疗方法？

3. 应采用哪种特定的治疗策略？

一、治疗计划

在决定吞咽障碍患者适合接受吞咽障碍治疗，以及给予什么类型的治疗时，治疗师需要考虑以下因素。

（一）诊断

了解患者吞咽功能障碍复原的速度及潜力是决定是否开始治疗的关键因素。如果患者的吞咽功能可能快速复原，例如：首次单侧端脑脑卒中患者，仅表现为饮水呛咳，在治疗过程中，仅需饮水时加入增稠剂即可经口进食。如果是运动神经元疾病，过度运动或者用力吞咽策略都不合适，这些治疗容易造成疲劳。

（二）预后

在决定患者是否开始某个治疗方案时，需先确定预后。如脑卒中、脑外伤或者脊髓损伤等突发神经性损伤患者，或者是头部癌症而接受放疗治疗的患者，都有可能全部或者部分恢复经口进食。因此，对这些患者进行吞咽治疗是适合的。而对于帕金森病、运动神经元疾病、多发性硬化症、阿尔兹海默病等退行性疾病的患者，根据适当的治疗目标进行一段吞咽治疗也是合适的。但是这类疾病的发展是渐进性加重的，因此当失去了足够的神经运动控制，吞咽治疗就无法达到满意的效果了。

（三）代偿性方案

如果代偿性方案可以成功地解决患者吞咽障碍的症状（误吸或者残留食物），使他能安全地经口进食，并维持充足的水分和营养，且可以自发性恢复正常的吞咽功能，就不需要进行吞咽治疗。只需在1个月后再次评估即可。

（四）严重程度

患者有严重的吞咽障碍，代偿性策略已经无法纠正，此时必须采取不给予任何食物的间接性训练计划，以改善口颜面器官的运动范围和协调性。

（五）执行指令的能力

有些吞咽障碍治疗需要患者能执行简单或者复杂的指令。如给予声门上吞咽治疗，就需要患者完成比较复杂的指令。

（六）呼吸功能

正常吞咽时需要呼吸道暂时关闭，如果患者的呼吸功能不佳，则可能连正常吞咽时呼吸道关闭的时间都无法耐受。有些吞咽治疗的方法需要去调整呼吸道关闭的时长（如声门上吞咽），此时需要同时进行呼吸功能的训练。

（七）照顾者的支持

对于一些患者，需要依靠可信赖的照顾者的细心照顾，才可以保证规律的训练。对于有记忆损伤的患者，这类的支持将是治疗的关键。

（八）患者的治疗动机和兴趣

绝大多数的患者有极强的动机要恢复经口进食。但是，有时患者会发现，非经口进食，比不断训练，去重建必要的神经肌肉控制，以达到足够和安全地经口进食，要更加容易。

二、治疗计划的分类

（一）间接性治疗

对于进食不同食物性状或者食物量均会出现误吸的患者，口腔进食是非常不安全的，可以使用间接治疗方案。即使是使用吞咽手法治疗，也只可以用唾液做练习。吞咽造影检查可以提供必要的依据去决定治疗方案。

（二）直接性治疗

直接性治疗是指直接给患者食物和水，并要求其按照一定的要求完成吞咽。这些要求可能只是要求患者保持特定的体位，也可能是非常复杂的步骤。在直接进食前，治疗师需要与患者进行充分地沟通，保证患者了解指导语的意义并能够熟练掌握后，再经口进食或水。即使提供食物或水进行直接进食训练时，也只能是少量。食物形态的选择也非常重要，食物的基本特征为柔软密度均一、有一定黏度，不易松散、通过咽部容易变形且不易粘在黏膜上。选用餐具应选择得心应手的餐具，应选择匙面小、难以粘上食物的汤匙或者特制的汤匙（图 8-7）。用杯子摄食时，选择不接触鼻部的杯子，这样，患者不用费力伸展颈部就可饮用。当患者出现咳嗽反射时，不要觉得咳嗽是代表吞咽不良，相反，应该给予正向反馈，鼓励其想咳嗽时就咳出来。

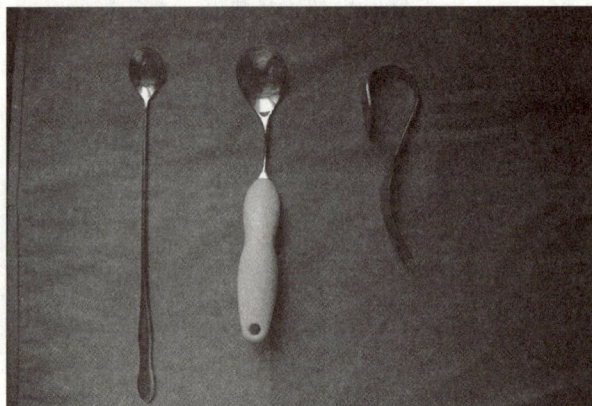

图 8-7　汤勺

三、行为治疗

（一）口腔控制与口腔器官运动练习

1.唇部运动练习　口唇运动练习可以使食物或水包纳于口腔内，不从口腔流出，同时保持口腔内压力。训练内容包括展唇和圆唇维持和轮替运动、用压舌板做双唇的抗阻训练、抗阻鼓腮、吹哨子训练、唇夹纽扣训练等（图 8-8 ～ 图 8-14）。

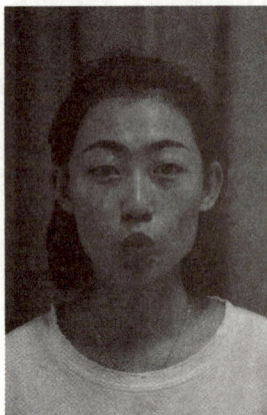　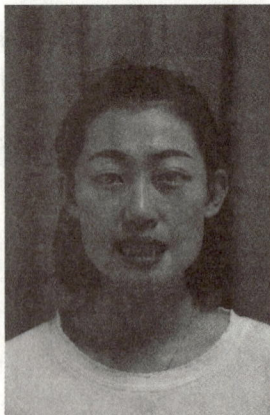　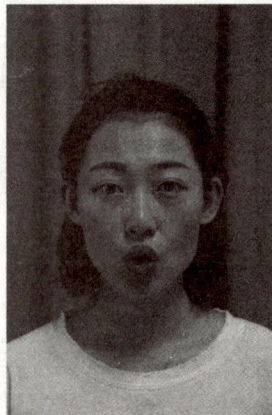

图 8-8　噘嘴　　　　　　图 8-9　展唇　　　　　　图 8-10　圆唇

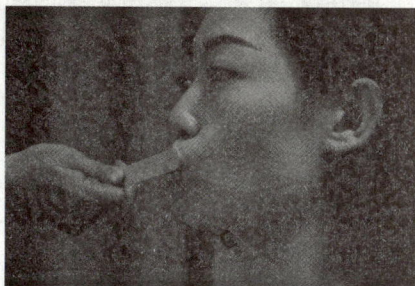

图 8-11　双唇抗阻

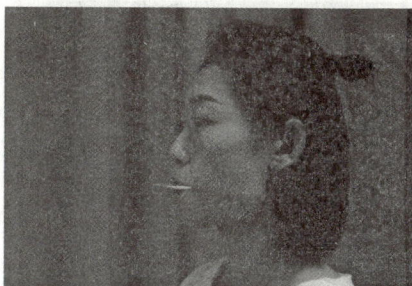

图 8-12　双唇闭合

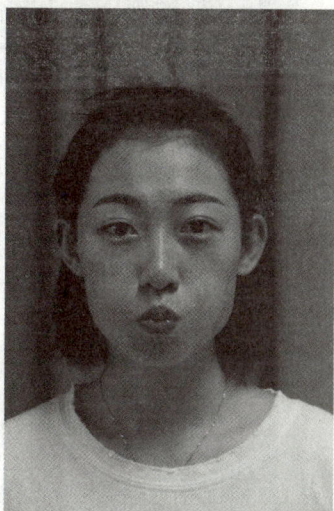

图 8-13　鼓腮

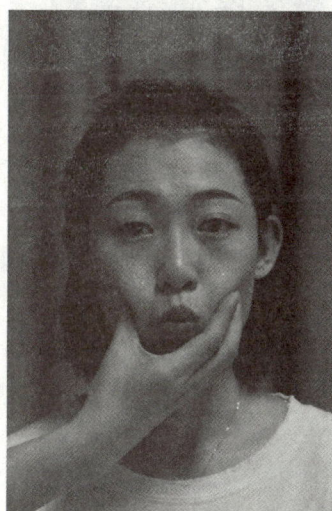

图 8-14　抗阻鼓腮

2. 下颌运动练习　加强上下颌的运动控制、稳定性和协调性、提高力量，从而改善进食咀嚼的功能。训练内容包括尽量张口、下颌主动左右移动和抗阻训练。对于张口困难的患者，对痉挛肌肉进行冷热交替刺激或者轻柔按摩，使肌肉放松。强化咬肌能力，可进行咬牙胶训练（图 8-15 ～ 图 8-20）。

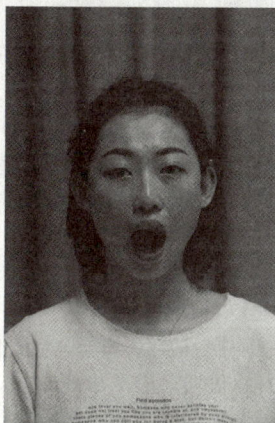

图 8-15　尽量张口

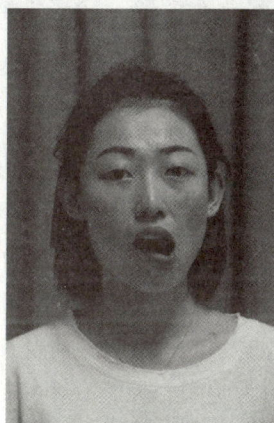

图 8-16　左移动

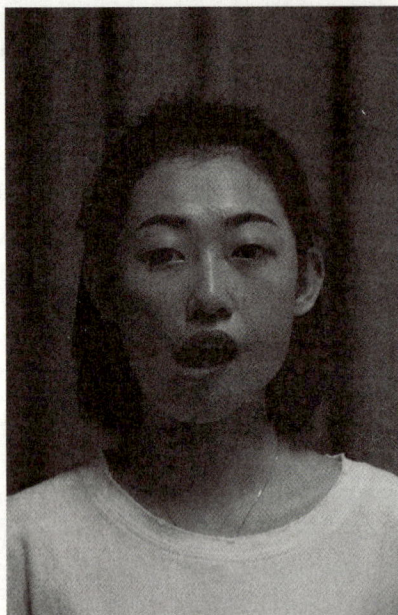

图 8-17　右移动

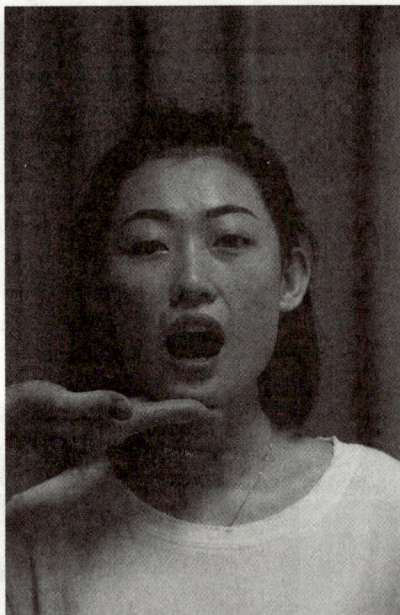

图 8-18　抗阻训练 1

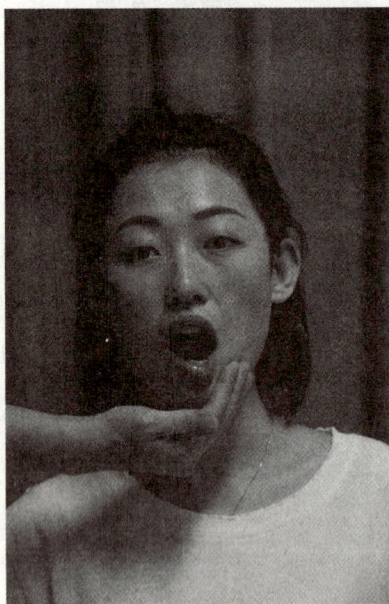

图 8-19　抗阻训练 2

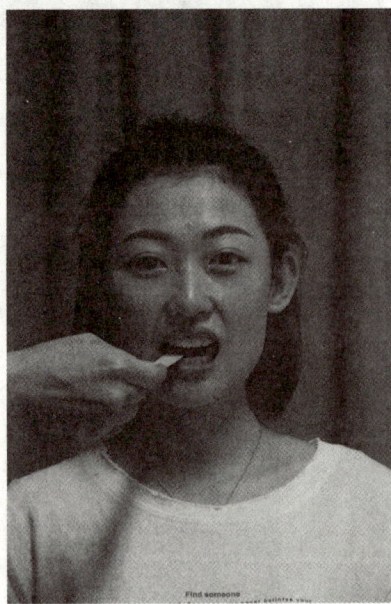

图 8-20　咬牙肌训练

3. 舌部运动训练　可促进对食团的控制和食团向咽部推送的能力。可让患者尽量大幅度做伸缩舌、左后摆动舌、卷舌、舔唇等动作的维持和轮替运动，舌尖抗阻训练，通过发 "t、d" "ch" "k、g" 等辅音训练舌与齿背、软腭中部、软腭等部位的接触。通过咀嚼纱布练习舌咀嚼、控制食团和推送食团的能力（图 8-21 ～ 图 8-29）。

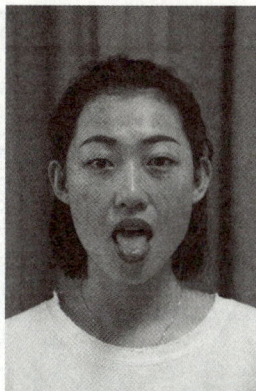
图 8-21　伸舌

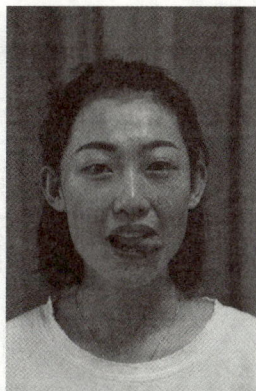
图 8-22　左摆舌

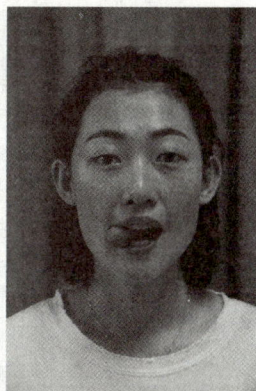
图 8-23　右摆舌

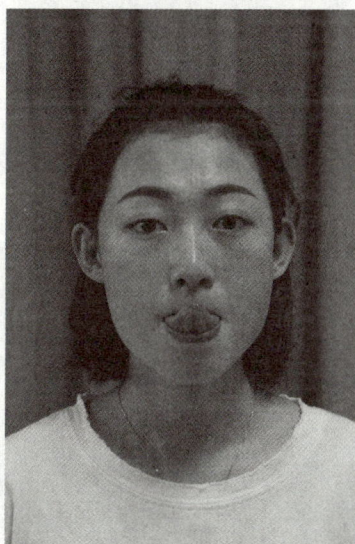
图 8-24　舔唇

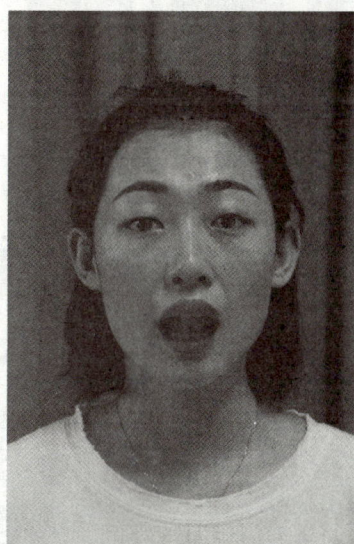
图 8-25　卷舌

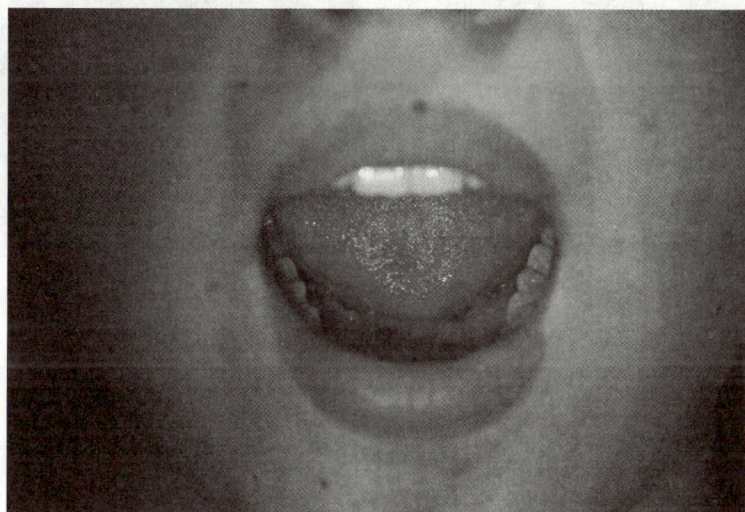
图 8-26　缩舌

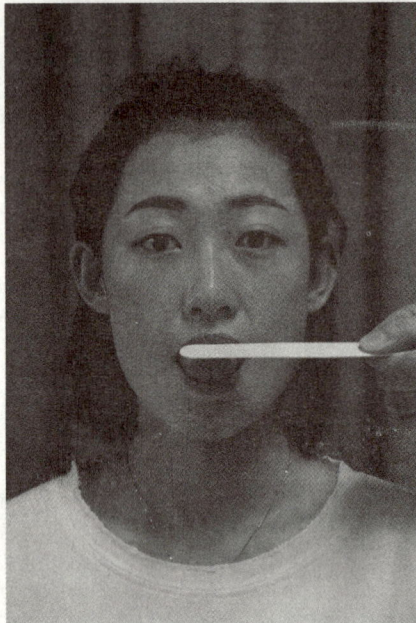

图 8-27　抗阻训练（1）

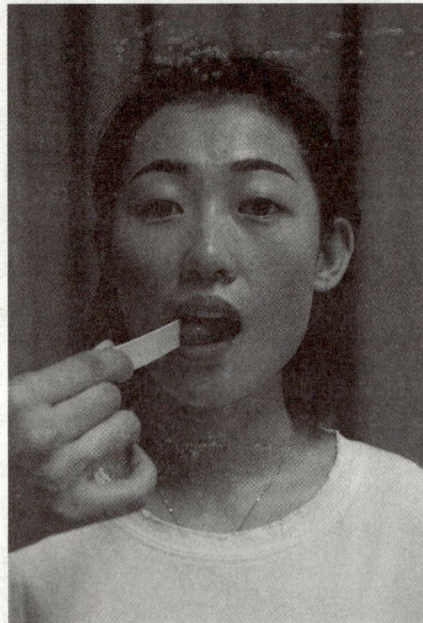

图 8-28　抗阻训练（2）

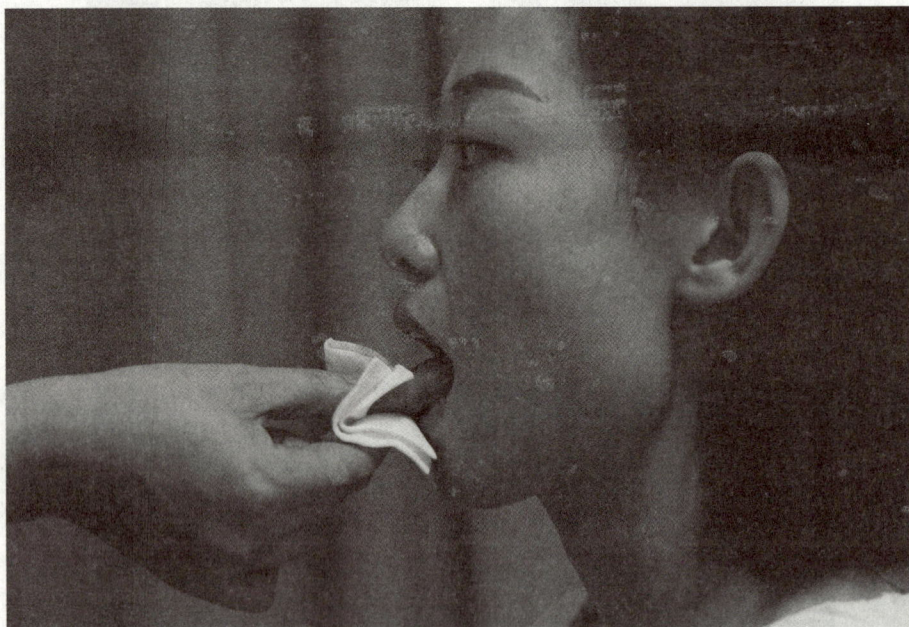

图 8-29　抗阻训练（3）

4. 咽喉部结构的运动训练

（1）呼吸道入口关闭训练：患者坐位，暂停呼吸并且用力屏气 1 秒，然后放松。或者做上述活动的同时，用双手做推撑椅子的动作数秒（图 8-30）。

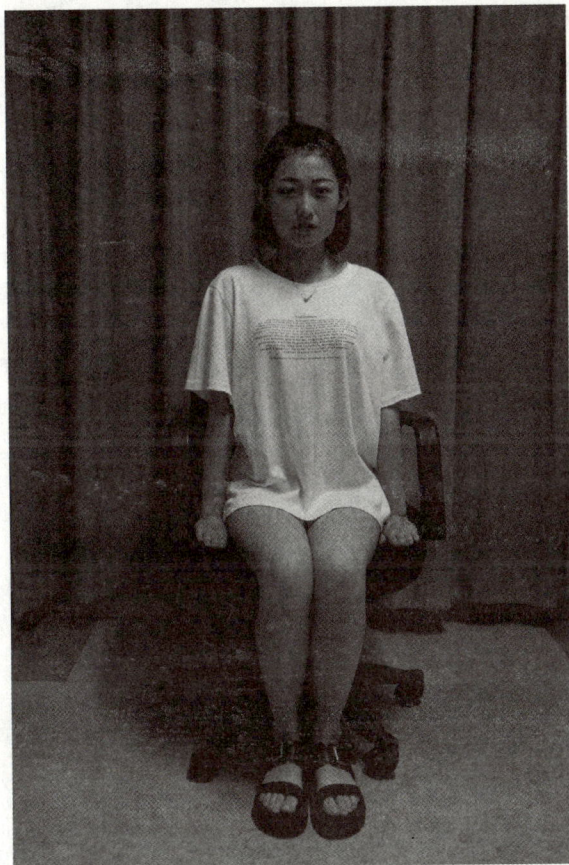

图 8-30　呼吸道入口关闭训练

（2）声带闭合训练：要求患者单手推撑椅子的同时，硬起声发"i"音。尽可能持续发声，以干净平顺的音质持续发声 5～10 秒。注意适当休息，保护声带。还有以"空咽"方式进行的声门上吞咽和超声门上吞咽训练，即深呼吸、屏气、吞咽和用力咳嗽。其他还包括腹式呼吸、咳嗽训练。

（3）舌根部运动：舌根尽可能后缩、假装漱口和打哈欠训练。

（4）喉部上抬运动：假声练习 要求患者慢慢提高音调，直到既高又尖锐的声音。发假声时，喉部必须尽可能地提高。发音时，患者可以用手辅助将喉部向上推，协助喉部上抬。

（二）Masake 训练法

Masake 训练法又称为舌制动吞咽法。吞咽时通过对舌的制动，使咽后壁向前突运动与舌根部相贴近，增加咽的压力，使食团推进加快。吞咽时，嘱患者将舌尖稍后的部分固定于牙齿中间，或者治疗师用手拉出小部分舌体，然后做吞咽动作。此方法适用于咽后壁向前运动较弱的吞咽障碍患者。可能会带来呼吸道闭合时间缩短、食物残留增加、吞咽启动延迟等不良影响。因此，不能应用于直接进食训练中。

Masake 训练法

（三）Shaker 训练法

Shaker 训练法又称头抬升训练。有助于增强舌骨上肌群力量，使食道上括约肌开放，从而减少因食道上括约肌开放不良导致的吞咽后食物残留和误吸的发生。训练方法：让患者仰卧于床上，尽量抬高头，但肩部不能离开床面，眼睛看自己的足趾，重复数次。颈椎病、颈部活动受限、认知功能障碍或配合性差的患者慎用。

Shaker 训练法

（四）呼吸训练

正常吞咽时呼吸停止，患者如无法很好地控制呼吸，在吞咽时吸气，可引起误吸。同时呼吸肌力量低下，咳嗽能力减弱，将无法完全咳出误吸食物。呼吸训练可帮助改善此类情况。具体方法包括：腹式呼吸训练，圆唇呼吸训练，运用腹式呼吸延长"吹"的气流，强化咳嗽力量等训练。

腹式呼吸训练

圆唇呼吸训练

（五）温度触觉刺激训练

1. 感觉促进综合训练　患者开始吞咽之前给予感觉刺激，使其能够快速地启动吞咽，称感觉促进法。一般而言，该方法适用于吞咽失用、食物感觉失认而使口腔期通过时间延长或吞咽启动延迟的患者。其方法包括：

（1）将食物送入口中时，增加汤匙下压舌部的力道。

（2）给予感觉强烈的食团，例如冰冷的食团、有触感的食团或味道强烈的食物。

（3）给予需要咀嚼的食物，借咀嚼动作提供初步的口腔刺激。

（4）鼓励患者自己动手进食，此训练可提供患者额外的本体感觉输入，以警示皮质与脑干。

2. 温度触觉刺激法　适用于有吞咽启动延迟的患者。在吞咽前，用冰棉棒在腭舌弓处给予冰刺激，或者使用冰镇后的间接喉镜垂直摩擦腭舌弓 4～5 次，然后做一次空吞咽或者让患者进食吞咽。如出现呕吐应立即停止。需注意的是温度触觉刺激法并不能启动咽期吞咽，刺激的目的是在于提高中枢神经系统的敏感度及警示中枢神经系统。因此，当患者尝试自主吞咽时，可以较快地启动吞咽动作。同时，冰刺激法还有助于提高食团感知的敏感度，减少口腔内过多的唾液分泌。

（六）吞咽手法

注意事项：①患者需保持清醒并能遵从简单指令；②需先进行吞口水或"空咽"练习，然后再进食真正的食物。

1. 声门上吞咽法（supraglottic swallow）

目的：在吞咽前和吞咽时关闭声带，以保护气道。

指导语：深吸气后屏住气，保持屏气状态，吞咽时要保持屏气状态，吞咽后请立即咳嗽。

声门上吞咽法

2. 超声门上吞咽法

目的：是让患者在吞咽前和吞咽时，将杓状软骨向前倾至会厌软骨底部，并让假声带紧密的闭合，以使呼吸道入口主动关闭，保护气道。

指导语：吸气并且紧紧地屏气，用力向下压，吞咽时继续保持屏气并持续下压，吞咽结束后立即咳嗽。

超声门上吞咽法

3. 用力吞咽法

目的：为了在咽期吞咽时，增加舌根向后的动作，并借此改善会厌谷清除食团的能力。

指导语：当你吞咽时，用你所有的肌肉用力挤压。

用力吞咽法

4. 门德尔松手法

目的：为了增加喉部上抬的幅度和时长，并借此增加环咽肌开放的时长和宽度。此法也可以改善整体吞咽的协调性。

指导语：吞咽口水数次，并且注意吞咽时颈部的变化。如果吞咽时可感觉到有东西（喉结）上提及下降，请告诉我。现在，当你吞咽时，如感觉有东西向上提，不要让你的喉结掉下来，利用你的肌肉将它保持在上方数秒钟。

门德尔松手法

（七）吞咽姿势调整

1. 身体姿势调整 通过体位的变化来改变食团流向、流速以及给患者很多的时间调整吞咽。多采用颈部前倾半卧位和健侧侧卧的侧位半卧位。例如口腔期障碍患者，可采用颈部前倾半卧位，利用重力作用帮助食团到达咽部启动吞咽，同时颈部前倾位可更好的保护呼吸道。偏瘫患者最好采用健侧侧卧的侧位半卧位，即健侧在下，这样有利于通过重力作用保证食团在健侧咽部完成吞咽。

头部姿势调整

2. 头部姿势调整 包括低头、仰头、或头旋转。

（1）仰头吞咽：对于口或舌功能缺陷，口腔期运送食团缓慢的患者是一项很有用的代偿技术，可使食团较容易进入口咽部。同时仰头可使会厌谷变狭小，会厌谷残留食物容易被挤出，同时低头吞咽，可使会厌谷残留的患者清除咽部残留。

（2）低头吞咽：可使舌骨与喉之间的距离变短，会厌软骨向咽后壁推挤，会厌软骨与杓状软骨之间的距离也减小，从而时呼吸道入口变窄。对咽期吞咽启动延迟，舌根部后缩不足，呼吸道入口闭合不全的患者是很好的选择。但是可能降低吞咽时咽部收缩力量。

（3）转头吞咽：主要应用于单侧咽功能减弱的患者。主要作用是使吞咽通道的解剖结构在头偏向侧变得狭窄或关闭。所以食物可由咽两侧的梨状窝是最容易残留食物的地方较正常的一侧流入。这个姿势适用于一侧咽壁受损或者单侧声带麻痹者。同时对于后者，转头可将患侧推向中线以增加闭合。让患者分别左右侧转头同时做吞咽可清除梨状窝残留物。

四、电刺激治疗

神经肌肉低频电刺激作为吞咽障碍治疗的重要手段已经被广泛应用。通过刺激完整的外周运动神经来激活肌肉的电刺激。主要治疗目标是强化无力肌肉，帮助恢复运动控制。

（一）治疗作用

辅助强化肌力，帮助提喉，增加咽缩肌收缩力量和速度，增加感觉反馈和时序性。

（二）适应证

各种原因导致的神经性吞咽障碍是该治疗的首选适应证。

（三）操作程序

1. 准备工作　备皮、贴电极，和患者交流治疗时的感觉，温度患者紧张情绪。

2. 电极放置方式

（1）方法一：适用于大多数患者，可影响多数肌肉群（图8-31）。

（2）方法二：适用于伴有会厌谷残留和喉运动功能障碍的患者（图8-32）。

（3）方法三：适用于咽及喉部运动功能障碍的患者（图8-33）。

（4）方法四：适用于治疗口腔期吞咽障碍的患者（图8-34）。

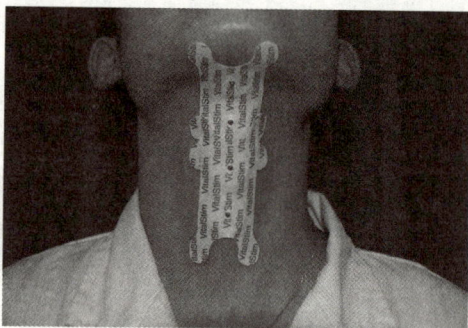

图 8-31　电极放置方法一

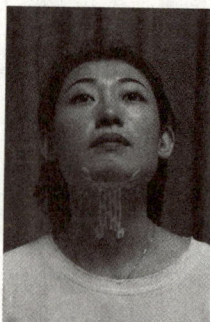

图 8-32　电极放置方法二

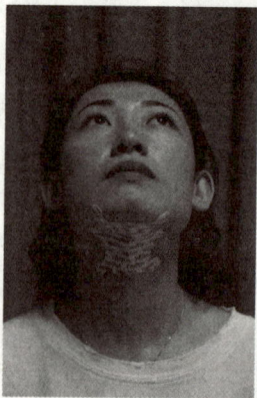

图 8-33　电极放置方法三

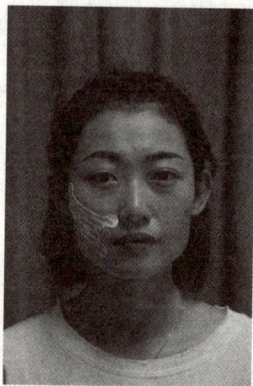

图 8-34　电极放置方法四

3.调整输出强度　当患者出现被捏住、推揉等感觉，吞咽时可闻及咕噜声，引发吞咽，或者患者突然坐直，试图取下电极、或声音改变时即到达刺激强度。

4.治疗方案　适当强度刺激，平均 0.5～1 小时，边刺激边让患者做吞咽动作，平均治疗疗程为 10～14 次。

5.注意事项　①确保皮肤清洁干燥。②采用特定的清洁拭子或者乙醇擦拭皮肤，特定拭子可提高黏度和导电性。③保证电极和皮肤的接触，必要时可使用绷带或者胶带加强。④癫痫发作者和体内植入电极者慎用。⑤避免在颈动脉窦处使用电极。

五、球囊扩张治疗

首先，球囊扩张不是简单的机械牵拉环咽肌，而是通过患者主动吞咽球囊及球囊直径的不同变化，促进环咽肌正常开放、关闭的感觉输入，并通过不断地反馈，重建皮质与延髓之间的通路联系，恢复皮质对脑干吞咽中枢的调控作用。其次，通过反复的球囊吞咽动作，刺激脑干内的不同神经核，使兴奋或抑制信号传给参与吞咽的肌肉，调整咽期反射性活动。

球囊扩张治疗

（一）适应证

环咽肌功能障碍的患者，可尝试此方法。例如延髓背外侧综合征是使用此方法的疾病之一，此方法可促进恢复。

（二）扩张前准备

1.一般由医生或治疗师和一名护士配合完成此项治疗操作。

2.16 号乳胶导尿管、水、10 mL 注射器，利多卡因凝胶。

3.插入前先将冰水注入导尿管内，使球囊充盈，检查球囊是否完好无损，然后将水抽出后备用。

（三）操作步骤

1.由 1 名护士按插鼻饲管操作常规将备用的涂抹利多卡因凝胶的 16 号乳胶导尿管经鼻孔插入食管中，确定进入食管并完全穿过环咽肌后（长度约 30 cm），将导尿管交给操作者原位保持；治疗师将抽满 10 mL 水的注射器与导尿管相连接，向导尿管内注水 6～8 mL，使球囊扩张，操作者将导尿管缓慢向外拉出，直到有卡住感觉或拉不动时，提示失弛缓的环咽肌下缘所处位置即在此处，用记号笔在鼻孔出口处做标记，以作为再次扩张时的参考点。

2.嘱护士抽出少量水（操作通过为适度）后，操作者再次轻轻地反复向外提拉导尿管，提至阻力点时，嘱患者做吞咽动作。一旦有滑过感觉或阻力锐减时，嘱护士迅速抽尽球囊中的水。重复操作 8～10 次。每天治疗 1 次，每次需时约 30 分钟。环咽肌的球囊容积每天增加 0.5～1 mL 较为适合。

3.扩张后，需雾化吸入治疗，每天 1 次，防止黏膜水肿，减少黏液分泌。

（四）扩张范围和禁忌证

扩张范围：扩张直径小复发率高，扩张后直径大很容易引起出血，胃食管反流、穿孔等并发症。现无多中心大样本研究报道。可根据患者直接进食状态判断，临床经验以 8 ～ 10 mL 为适宜。

禁忌证：严重心肺功能障碍、出血性疾病、肝硬化食管静脉曲张等。

（五）注意事项

1. 当拉出阻力锐减时，球囊正处于喉前庭处，此时应迅速抽空球囊中的水，以避免窒息，保证安全。

2. 存在喉头水肿、喉痉挛、出血等风险，应实施时必须由医生、护士、治疗师相互协作，并做好充分术前准备及必要的抢救措施。

六、外科手术治疗

许多严重吞咽障碍的患者，通过规范的吞咽障碍治疗短期内仍无法满足营养和水分的摄入量，或者无法保证经口进食的安全性，反复发作吸入性肺炎，应考虑外科手术解决，如胃造口术。

【案例分析】

病情分析：患者中老年，急性发病，头颅 MRI 提示右侧延髓背外侧脑梗死。患者伴有对侧霍纳综合征，同侧软腭麻痹，共济失调性步态和声音嘶哑，诊断为瓦伦贝格氏综合征（Wallenberg's syndrome）。吞咽障碍表现为口腔准备期和口腔期基本正常，咽期严重障碍。咽缩无力，食物大量残留于会厌谷和梨状窝，可出现吞咽时和吞咽后呛咳。

治疗计划：考虑患者饮水试验无吞咽启动，进食 1 mL 水出现吞咽后呛咳。考虑误吸风险大，康复治疗首先以间接训练为主。任何一种治疗方案的进行，都必须在提供充足的水分和营养，并能保证安全的前提下，重新恢复经口进食的能力。在治疗过程中，还需要考虑患者是否需要给予维持方案来维持治疗的效果或者延缓退化。

学习检测

为案例中患者制定治疗计划。

参考文献

[1] 李胜利. 语言治疗学 [M]. 北京：人民卫生出版社，2013.

[2] 贾建平. 神经病学 [M]. 北京：人民卫生出版社，2008.

[3] 王维治，罗祖明. 神经病学 [M]. 北京：人民卫生出版社，2002.

[4] 柏树令，应大君. 系统解剖学 [M]. 北京：人民卫生出版社，2004.

[5] 田莉. 语言治疗技术 [M]. 北京：人民卫生出版社，2010.

[6] 朱红华，王晓东. 语言疗法 [M]. 北京：人民卫生出版社，2016.

[7] 汤慈美. 神经心理学 [M]. 北京：人民军医出版社，2001.

[8] 李胜利. 言语治疗学 [M]. 北京：华夏出版社，2004.

[9] 中华人民共和国卫生部. 中国康复医学诊疗规范 [M]. 北京：华夏出版社，1998.

[10] 黄东锋，卓大宏，陈卓铭，等. 临床康复医学（上、下册）[M]. 汕头：汕头大学出版社，2004.

[11] 王祖承. 精神病学 [M]. 北京：人民卫生出版社，2002.

[12] 郝伟. 精神病学 [M]. 4版：北京：人民卫生出版社，2001.

[13] 贺丹军. 康复心理学 [M]. 北京：华夏出版社，2005.

[14] 韩太真，吴馥梅. 学习与记忆的神经生物学 [M]. 北京：北京医科大学、中国协和医科大学联合出版社，1998.

[15] 姜泗长. 临床听力学 [M]. 北京：北京医科大学、中国协和医科大学联合出版社，1999.

[16] 刘慕虞. 耳聋诊断治疗学 [M]. 福州：福建科学技术出版社，2005.

[17] 潘映辐. 临床诱发电位学 [M]. 2版. 北京：人民卫生出版社，2002.

[18] 朱镛连. 神经康复学 [M]. 北京：人民军医出版社，2001.

[19] 高素荣，失语症 [M]. 2版，北京：北京大学医学出版社，2006.

[20] 诸毅晖. 康复评定学 [M]. 上海：上海科学技术出版社，2008.

[21] 李胜利，言语治疗学 [M]. 2版，北京：华夏出版社，2014.

[22] 窦祖林，吞咽障碍评估与治疗 [M]. 北京：人民卫生出版社，2009.

[23] Jeri A. Logemann，吞咽障碍评估与治疗 [M]. 新北：心理出版社，1998.

［24］大西幸子，孙启良，摄食．吞咽障碍康复实用技术［M］．北京：中国医药科技出版社，2000．

［25］郭光文，人体解剖彩色图谱［M］．北京：人民卫生出版社，1996．

［26］韩德民，耳鼻咽喉头颈科学［M］．北京：北京大学医学出版社，2004．

［27］Amine El Mekkaoui，（2012）．Dysphagia caused by a lateral medullary infarction syndrome (Wallenberg's syndrome) Pan African Medical Journal. 2012；12：92．

［28］万桂芳，胡昔权，窦祖林，兰月，谢纯青．球囊扩张术在儿童环咽肌失弛缓症患者中的应用1例［J］．中国康复理论与实践，2010（03）．